小儿推拿

独穴疗法

于娟◎编著

U0392161

人民卫生出版社

图书在版编目（CIP）数据

小儿推拿独穴疗法 / 于娟编著. -- 北京：人民卫
生出版社，2017
ISBN 978-7-117-25867-8

Ⅰ.①小… Ⅱ.①于… Ⅲ.①小儿疾病－推拿 Ⅳ.
①R244.15

中国版本图书馆 CIP 数据核字（2018）第 003518 号

人卫智网	www.ipmph.com	医学教育、学术、考试、健康，
		购书智慧智能综合服务平台
人卫官网	www.pmph.com	人卫官方资讯发布平台

版权所有，侵权必究！

小儿推拿独穴疗法

编　　著：于　娟
出版发行：人民卫生出版社（中继线 010-59780011）
地　　址：北京市朝阳区潘家园南里 19 号
邮　　编：100021
E - mail：pmph @ pmph.com
购书热线：010-59787592　010-59787584　010-65264830
印　　刷：北京盛通印刷股份有限公司
经　　销：新华书店
开　　本：710×1000　1/16　印张：17　插页：2
字　　数：244 千字
版　　次：2018 年 2 月第 1 版　2022 年 8 月第 1 版第 5 次印刷
标准书号：ISBN 978-7-117-25867-8/R · 25868
定　　价：66.00 元

打击盗版举报电话：010-59787491　E-mail：WQ @ pmph.com
（凡属印装质量问题请与本社市场营销中心联系退换）

于娟，山东中医药大学附属医院（山东省中医院）小儿推拿中心主任，主任医师，教授，医学博士，博士生导师，是目前国内唯一一位在职专业从事小儿推拿的博士生导师，山东省中医院名医堂专家。牵头成立了国内第一家由省级三甲中医院与山东省城镇劳动就业训练中心联办的"山东省小儿推拿技能培训基地"。现任山东中医药学会小儿推拿专业委员会主任委员、山东省首批中医药文化科普巡讲专家、中国中医药研究促进会手法诊疗分会副会长；山东省医师协会临床营养医师分会副主任委员、山东省医师协会临床营养医师分会中医食疗亚专业委员会主任委员、中华中医药学会推拿分会委员、山东中医药学会推拿专业委员会委员兼秘书、山东省营养学会临床专业委员会委员、中华中医药学会医古文分会委员等。

于娟教授从事小儿疾病的推拿治疗与预防保健工作近三十年，在临床工作中注重传统手法和现代知识相结合，充分发挥中医小儿推拿治疗疾病无痛苦、无副作用、疗效好的优势，效果显著。主治小儿常见病，如小儿感冒、发热、咳嗽、腹泻、厌食、便秘、遗尿等，对近视、鼻炎、斜颈、脑瘫、儿童注意力缺陷多动症、自闭症、生长发育迟缓等疾病的治疗有独到见解和丰富的临床经验，擅长肢体畸形如马蹄足、足内外翻、腱鞘炎等的矫正。

长期从事临床、教学、科研工作，带教研究生、本科生、全国各地进修医师及国外留学生。发表学术论文近30篇，先后主编、副主编著作4部，参编教材1部。在科研方面，共参与课题7项，主持科技部国家中医药管理局"十一五"科技支撑课题中医治疗常见病项目：脏腑经络点穴推拿治疗单纯性肥胖症——健脾祛湿推拿法治疗单纯性肥胖症，是"十一五"期间全国推拿界科技支撑项目中医治疗常见病唯一一项课题。主持的山东省中医管理局课题——中医推拿治疗小儿厌食症优化方案临床研究，获得患者的好评。获山东中医药科学技术二等奖2项，省科技进步三等奖1项，国家实用新型发明专利4项。2009年1月获得中华人民共和国卫生部授予的"全国卫生应急先进个人"荣誉称号。

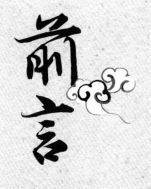

推拿疗法古称"按摩""按跷"等，它的发展最早可追溯到有文字记载的殷代。小儿推拿是中医推拿发展到一定时期的产物，与推拿的发生发展同宗同源。《史记·扁鹊仓公列传》记载："上古之时，医有俞跗，治病不以汤液醴酒，镵石跷引，案扤毒熨……"案扤即按摩之谓。1973年出土的湖南长沙马王堆汉墓帛书《五十二病方》是我国现存最早的医方书，约为春秋战国时期的作品，其中有以钱匕抚摩法治疗"婴儿瘈"的记载，是按摩治疗小儿疾病的最早记载。《周礼注疏》载："扁鹊治赵太子暴疾尸厥之病，使子明饮汤，子仪脉神，子游按摩。"春秋战国时期的《黄帝内经》奠定了按摩学的基础，标志着按摩理论体系初步形成。"按摩"一词最早见于《黄帝内经》，有"形数惊恐，经络不通，病生于不仁，治之以按摩醪药"等记载。推拿疗法经过历代发展，形成了很多流派，"推拿"一词出现于明代。在明代，小儿推拿进入了繁荣发展的阶段，从推拿体系中独立出来，自成体系，出现了很多不同于经穴及奇穴的小儿推拿特定穴，应用于小儿疾病的防治，"小儿推拿"一词即出现在明代龚云林的《小儿推拿方脉活婴秘旨全书》。明清时期是小儿推拿形成和发展的重要时期，在其发生发展过程中，形成了众多的理论、手法和穴位，专著不断出现。流传于世的为数不多的推拿著作，几乎都是明清时期的小儿推拿专著。近现代小儿推拿也得到了不断的发展，小儿推拿疗法因具有操作简单、无副作用、无痛苦、适应证广、疗效确切等特点，患儿易于接受，因此，中医临床应用相当普遍，受到广泛认可。

小儿推拿是以手法对小儿疾病进行治疗的方法，主要是凭借医者双手，在小儿体表一定部位或特定穴位上施加一定的手法，通过手法刺激小儿机体自身的调节作用，达到扶正祛邪，调整脏腑功能，提高机体免疫力，防病治病的目的。小儿推拿的适应证广泛，可涉及小儿内、外、五官、神经等科的有关病症，如腹泻、呕吐、厌食、消化不良、便秘、咳嗽、哮喘、感冒、发热、小儿痹症、近视、鼻炎、斜颈等。

笔者从事小儿推拿临床工作近三十年，深深体会到小儿推拿在小儿疾病防治方面具有显著的疗效，虽然入门容易，但要取得良好的临床效果，既要有扎实的中医基础理论，辨证准确，又要有熟练的小儿推拿手法。现在，小儿推拿从业人员及爱好者非常多，如何在众多的小儿推拿手法及穴位中，选取有效的手法穴位进行治疗，既简单易学，又疗效显著，我经过多年的临床实践及小儿推拿古医籍研究，探讨出了小儿推拿"独穴疗法"。本方法在应用时主要根据以下3点：①首先对疾病做出正确诊断，然后明确疾病的证型，根据这一证型主要症状的不同表现分别独取一穴治疗。以泄泻中的寒湿泻为例，若以"大便清稀多泡沫，色淡不臭"为主症者用清补大肠治疗；若以"大便稀溏伴肠鸣腹痛"为主症者揉一窝风治疗；若以"大便稀溏伴恶寒发热"为主症者揉外劳宫治疗。②根据疾病发展的不同阶段选穴治疗。以哮喘为例，发作期寒喘型揉外劳宫，热喘型揉膻中穴；缓解期偏肺虚者补肺经，偏脾虚者补脾经，偏肾虚者补肾经。③根据疾病表现的轻重程度选穴治疗。以发热为例，轻度发热者，方选清天河水；中高度发热者，方选水底捞明月。

　　本书意在把每个疾病中每个证型所表现的主要症状及所选的穴位、方义一一摆开，呈现在读者面前，让大家一目了然，对疾病和穴位都有更清晰、更深刻的认识。在运用时要灵活，不要拘泥。若孩子只表现出一个主要症状，可根据本书独取一穴治疗；若孩子几个症状都偏重，在治疗时要根据本书取穴联合应用。如孩子仅表现为鼻塞，可独取曲差穴。若孩子除了鼻塞还有流清涕的症状，那么需要曲差穴和黄蜂入洞一起使用。而且，针对不同症状独取一穴进行精准治疗，可充分发挥穴位效专力宏的优势，进一步提高小儿推拿临床疗效，造福更多患儿。

　　此书在编写过程中，我的研究生李昳瑶、郭艳红、吴静、孙艳、宫丹丹、冯园园、李丽丽查阅了诸多资料，帮助拍照、文字校对，做了大量工作，为本书的完成付出了心血和汗水，在此一并致以感谢！

于娟

2017年冬于济南

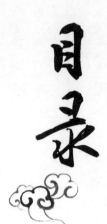

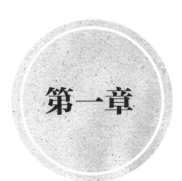

第一章　独穴疗法概述

一、独穴疗法的概念

独穴疗法是指在准确辨证的前提下，精准选取一个穴位，充分发挥穴位效专力宏的优势，运用推拿手法在该穴上久推来治疗疾病，以疏通经络，调和气血，平衡阴阳，具有取穴少、收效快、疗效好、简便易行等优点。

二、独穴疗法的理论渊源

"独穴"疗法，历史悠久，源远流长，是祖国医学的重要组成部分。不仅对中华民族的繁衍昌盛起到了巨大的作用，也为世界医学的发展作出了极大的贡献。

穴位是我国劳动人民在长期与疾病作斗争的过程中慢慢发现并逐步积累起来的。人们在病痛之处按揉，治病时大多是独一取穴，以砭石刺病、以草木施灸。《灵枢·经筋》也有"以痛为腧"的记载。故早期的针推疗法，大部分是独穴疗法。

独穴疗法具有简、便、验、廉的优点，但目前对于"独穴"疗法的认识较少，临床应用也不多，散在的研究大多也仅限于临床经验总结。独穴疗法作为祖国医学宝库里耀眼的明珠，等待越来越多的人去发现它的美好，亟待我们去挖掘、研究、继承和发展。

使用"独穴"治疗疾病，古书上早有记载。《灵枢·九针十二原》有"五脏有疾，当取之十二原"，"阴有阳疾者，取之下陵三里"，"疾高而内者，取之阴之陵泉；疾高而外者，取之阳之陵泉也"的论述。《灵枢·顺气一日分为四时》有"病在脏者，取之井"的记录。东汉·张仲景所著《伤寒论》中有"太阳与少阳并病……五日谵语不止，当刺期门"的记载，书中记述的针刺期门治疗热入血室，针刺足三里预防传经的疗效在现代临床实践中得到验证。明·高武《针灸聚英》记载四总穴歌诀："肚腹三里留，腰背委中求，头项寻列缺，面口合谷收"，后人在此基础上，根据临床经验，增加"胸胁内关应，急救水沟谋"，发挥成为"六总穴歌诀"，较全面地概括了治疗头面、胸、腹、腰背疾患，独取一穴的方法。明·杨继洲所著的《针灸大成》中有大量独穴疗法的记载，如《针灸大成·标幽赋》中："胸满腹痛刺内关，胁疼肋痛针飞虎（支沟）"，《针灸大成·灵光赋》中："治气上壅足三里，天突宛中治喘痰"，《针灸大成·玉龙歌》中："连日虚烦面赤妆，心中惊悸亦难当，若须通里穴寻得，一用金针体便康"等，较完整地概括了独穴治病的应用。

历代名医的许多临床治疗案例中也有独穴疗法的记载。《史记·扁鹊仓公列传》中"扁鹊曰：若太子病，所谓"尸厥"者也……扁鹊乃使弟子子阳厉针砥石，以取外三阳五会（三阳五会，出自《针灸甲乙经》，即百会穴）。有间，太子苏。"叙述了扁鹊针刺百会穴治愈虢太子的尸厥症，使之起死回生。《史记·扁鹊仓公列传》中"故济北王阿母自言足热而懑，臣意告曰：热厥也。则刺其足心各三所，按之无出血，病旋已。病得之饮酒大醉。"描述了仓公淳于意针刺涌泉穴治愈济北王母亲之热厥足热症。《三国志》中"佗针鬲，随手而差"记载了华佗一针解除曹操的头风之苦。唐·孙思邈《千金翼方·卷二十六》中有隋唐甄权刺患者右手次指之端（商阳穴），微放血巧治唐刺史喉闭的记述。《新唐书》亦有御医秦鸣鹤用百会刺血止唐高宗眩晕的记载。清·傅青主所著《傅青主女科·产后血晕不语》中"急用银针刺其眉心，得血出则语矣"，记述了刺印堂治产后血晕等。这些都是"独穴"针刺治病之古鉴。

四明陈氏《小儿按摩经》为现存最早的推拿专著，认为按摩治疗小儿疾病是"以手代针之神术也"。《秘传推拿妙诀·序》亦言："推拿一道，古曰按摩，上世治婴赤，诚以指代针之法也。"故以上独穴疗法在推拿治病中亦适用。

《推拿三字经》云："治急病，一穴良，大数万，立愈恙，幼婴者，加减量。"徐谦光所用独穴 26 个，《推拿三字经》记载："今定独穴，以抵药房：分阴阳为水火两治汤；推三关为参附汤；退六腑为清凉散；天河水为安心丹；运八卦为调中益气汤；内劳宫为高丽清心丸；补脾土为六君子汤；揉板门为阴阳霍乱汤；清胃穴为定胃汤；平肝为逍遥散；泻大肠为承气汤；清补大肠为五苓散；清补心为天王补心丹；清肺金为养肺救燥汤；补肾水为六味地黄丸；清小肠为导赤散；揉二马为八味地黄丸；外劳宫为逐寒返魂汤；拿列缺为回生散；天门入虎口为顺气丸；阳池穴为四神丸；五经穴为大圣散；四横纹为顺气和中汤；后溪穴为人参利肠丸；男左六腑为八味顺气散；女右三关为苏合香丸。"

以上古文献中的记载，为独穴疗法提供了理论依据。古人精、少用穴治病，取得如此好的临床效果，值得我们当代人思考、学习、发扬。

独穴疗法在现代也有应用，如人称"张太溪"的北京鼓楼中医院张士杰教授尤擅取太溪穴治疗疾病，所著的《古法针刺举隅》中记载了 60 例取太溪穴治疗疾病的典型病案，取得非常好的疗效。如书中记载，针双太溪治疗妇女"耳无所闻"（听力减退两年，来诊之日，已近完全失聪），"得气有如鱼吞钩，病立已"。治疗少女唏证（悲哀气咽而抽息谓之唏），"取太溪，针到病除"。治疗中年男性奔豚气，"为之针双太溪，当即病解，迄今未复发"。

笔者在多年临床中运用小儿推拿独穴疗法取得了令人满意的效果。如独取曲差穴治疗鼻塞，单推天柱骨治疗呕吐，独揉外劳宫治疗水泻，单揉一窝风治疗风寒感冒或腹痛等，临床疗效十分显著。

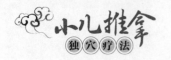

三、独穴疗法取得良好临床疗效的条件

（一）辨证准确

准确辨证是精准治疗的前提，在中医理论指导下，运用四诊八纲进行辨证。《灵枢·官能》有言："先得其道，稀而疏之。"正如《本草纲目》记载："治病必求于本……澄其源而流自清，灌其根而枝乃茂，自然之经也。故善为医者，必责根本。"提示我们在取穴之前要准确辨证，治病求本，达到"治之极于一"（《素问·移精变气论篇》），这样自然可以做到精、少取穴。

以望诊为例。《灵枢·本脏》所说："视其外应，以知其内脏，则知所病矣。"望诊在中医诊断学中被列为四诊之首，并有"望而知之谓之神"之说。而小儿口不能言，脉无所察，唯形色以为凭，故对于小儿疾病的诊断，尤其要注重望诊。通过望诊而联系到五脏，以全面掌握小儿病情，减少漏诊、误诊。

（二）取穴精准

推拿的治则和用药是一样的，推拿即是代药之术。《幼科铁镜》记载："寒热温平，药之四性，推拿揉掐，性与药同。用推即是用药，不明何可乱推。"《幼科推拿秘书》亦有言："推拿一书，其法最灵，或有不灵，认穴之不真耳……十指联系于周身之血脉。穴不真则窍不通。窍不通则法不灵。"因此在准确辨证的基础上，选取最恰当的穴位，是保证治疗效果的关键。本书所选的治疗穴位大多从古医籍中发掘而来，经过历代医家验证，并结合作者自己近三十年的临床实践得来，有很好的临床效果。

另外，我们在治疗取穴时应重视五行的相生相克规律。肝木生心火，心火生脾土，脾土生肺金，肺金生肾水，肾水生肝木，此为五行配五脏相生的规律；肝木克脾土，脾土克肾水，肾水克心火，心火克肺金，肺金克肝木，此为五行配五脏相克的规律。五行相生相克，其关系极为密切，治疗方法亦寓于其中。《幼科铁镜》有言："业医者，不明五脏生克之定理，则治病兼补兼泻之法从何而施？"掌握这一规律，精准取穴，自能取效。

（三）手法得当

手法操作的基本要求是："轻快柔和，平稳着实"。《灵枢·官能》云："爪苦手毒，为事善伤者，可使按积抑痹"，"手毒者，可使试按龟，置龟于器下而按其上，五十日而死矣；手甘者，复生如故也。"可见手法得当在推拿治病中的重要性。

《医宗金鉴》记载："诚以手本血肉之体，其宛转运用之妙，可以一己之卷舒，高下疾徐，轻重开合，能达病者之血气凝滞，皮肉肿痛，筋骨挛折，与情志之苦欲也。"因此，施术时手法选择准确，操作正确、熟练，轻重适当，快慢有数，用力均匀，稳扎稳打，不虚不浮，持久不断，方可取效。

（四）时间充足

运用独穴治病时，在辨证准确、选穴精准的基础上，推拿的时间一定要充足，这样才能取得理想的临床效果。

《幼科推拿秘书》记载："盖穴有君臣，推有缓急，用数穴中有一穴为主者……有病轻而推数穴不愈者，有重病而推一二穴即愈者，总待人神明其源而精乎其极也"，记述了独穴治病的神奇效果。《推拿三字经》云："独穴治，大三万，小三千，婴三百，加减良，分岁数"，强调了在运用独穴治病时增加推拿次数，延长推拿时间。使用独穴久推之法，才能保证效如桴鼓。

（五）专心守神

《灵枢·本神》记载："凡刺之法，必先本于神。"《灵枢·官能》亦云："用针之要，勿忘其神。"《灵枢·九针十二原》更以"粗守形，上

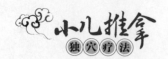

守神"来区分刺法技术的高低。由此可见，"守神"在针灸治病中极为重要。

推拿作为以指代针之法，"守神"二字在推拿施术时亦至关重要。若以上四者均备，可施术时却心不在焉，马虎了事，也不会取得良好效果。

典型案例：2017 年春天，我接诊了一个小患儿，3 个半月，腹泻 1 月余，当时的症状是每天腹泻 5～6 次，颜色淡，质稀，量多，有泡沫，水多，粪质很少，味不臭。除此以外没有其他不适的症状。我当时独取外劳宫穴来治疗，推了 20 分钟左右。第二天小宝宝来复诊，家长告诉我，推拿以后宝宝只大便了 1 次，而且大便中的水分明显减少，粪质增多，颜色也正常了。又推了两次后痊愈。

可见，运用小儿推拿独穴疗法治疗疾病，只要辨证准确，取穴精准，手法得当，时间充足，专心守神，充分发挥穴位效专力宏的作用，多数能取得良好的临床疗效。

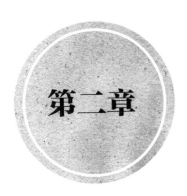

第二章 小儿推拿学发展简史

推拿是人类最古老的医疗方法，是古代劳动人民在长期与疾病作斗争的实践中不断发展、充实起来的一门学科。小儿推拿是运用一定的手法刺激小儿体表的特定穴，以疏通经络、调和气血、平衡阴阳，达到治病、保健目的的一种治疗方法，是推拿学的重要组成部分。

"推拿"最早名曰"按摩"，起源于人类早期的劳动与生活实践，由于人的活动本能，发生外伤时，在损伤疼痛、肿胀处用手抚摸、按压以减轻症状，并逐渐摸索出一些能医治创伤疾病的简单手法，因此，按摩开始有目的地用于医疗实践。

秦汉以前是小儿推拿疗法的萌芽阶段。《五十二病方》为1973年湖南长沙马王堆汉墓出土的帛书之一。该书是我国现存最早的医方书，约为春秋战国时期的作品。其中有以钱匕抚摩法治疗"婴儿瘛"的记载，是按摩治疗小儿疾病的最早记载。

先秦两汉时期，我国第一部按摩专著《黄帝岐伯按摩十卷》，与《黄帝内经》这两部医学巨著第一次完整地建立了中医学的理论体系，确定了按摩这一门医疗学科在中医学体系中的地位。有力地说明了推拿治疗是人类最古老的一种医疗方法，是中医学的重要组成部分。在这一时期，膏摩方法也问世，此法首见于东汉医圣张仲景的《金匮要略》。晋代葛洪所著的《肘后备急方》记载了用小儿捏脊疗法治疗卒腹痛、疳积、积滞，掐人中治疗突然昏厥等。

隋唐时期是中国推拿的鼎盛时期，在隋朝的官方医疗机构太医院中设立按摩科，开展有组织的按摩教学工作。唐代孙思邈的《千金要方》中记

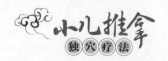

载了运用膏摩治疗小儿鼻塞流涕、夜啼、腹胀、不能乳食。宋代更注重推拿机制的研究，《颅囟经》问世，是我国最早的儿科专著。

明代官方重新设立按摩科，小儿推拿理论水平不断提高，形成了小儿推拿的独特体系。万全所著的《育婴家秘》《幼科发挥》，有以手法治疗儿科疾病的记载。这一时期出现了我国现存最早的小儿推拿专题文献《秘传看惊掐筋口授手法论》；现存最早的推拿专著为四明陈氏所编的《小儿按摩经》，于1601年问世，并被收集在杨继洲所编的《针灸大成》之内，陈氏提出了小儿病多在肝脾两脏的观点，认为"夫小儿之疾，并无七情所干，不在肝经，则在脾经；不在脾经，则在肝经，其疾多在肝、脾两脏，此要诀也"。认为按摩治疗小儿疾病是"以手代针之神术也，亦分补泻"，对后世小儿按摩学术的发展起到了十分重要的作用。龚云林的《小儿推拿方脉活婴秘旨全书》（又称《小儿推拿秘旨》）是"按摩"更名为"推拿"的标志，是推拿治疗发展史上的一个飞跃。

清代太医院虽不设推拿科，但由于其疗效显著，受到人民的欢迎，在民间有较大发展，并有大量的推拿专著问世。其中著名的有熊应雄的《小儿推拿广意》、骆如龙的《幼科推拿秘书》、张振鋆的《厘正按摩要术》、钱檬村的《小儿推拿直录》、夏云集的《保赤推拿法》等。通过这些著作可以看出，清代小儿推拿在理论上有很大的提高，对小儿推拿的适应证和治疗法则有了比较系统和全面的阐述。

新中国成立以后，在党的中医政策指引下，小儿推拿蓬勃发展，尤其近十年来，有关推拿的专著、学术论文，无论在质量上还是数量上，均达到历史最高水平，取得了可喜的成就；小儿推拿治疗的病症也越来越多，且疗效甚佳，得到了越来越多的人的肯定。

目前，小儿推拿这门独特的疗法，正在引起国际医务界的重视，在国外也备受欢迎。小儿推拿正在为世界人类的医疗保健事业作出新的贡献。

第三章　小儿推拿基础知识

第一节　小儿生理、病理特点

　　小儿从出生到成人，始终处于不断生长发育的过程中，年龄越小，生长发育越快。关于小儿的生理、病理特点，历代医家论述很多，可以归纳为：在生理方面，主要表现为脏腑娇嫩，形气未充；生机蓬勃，发育迅速。在病理方面，主要表现为发病容易，传变迅速；脏气清灵，易趋康复。掌握这些特点，对于指导小儿保健和疾病诊治，都具有重要的意义。

一、生理特点

1. 脏腑娇嫩，形气未充

　　脏腑，即五脏六腑；娇嫩，即娇弱柔嫩；形，是指形体结构，即四肢百骸、精血津液等；气，是指各种生理功能；充，是指充实旺盛。脏腑娇嫩，形气未充，概括地说明小儿处于生长发育时期，机体的脏腑形态不成熟，尤以肺、脾、肾三脏最为突出，故曰小儿"肺常不足""脾常不足"及"肾常虚"。清代医家吴鞠通将小儿脏腑娇嫩、形气未充的特点概括为"稚阴稚阳"，是指小儿无论在物质基础和生理功能方面，均稚嫩和不完善。这是小儿的基本生理特点。

2. 生机蓬勃，发育迅速

　　古代医家把小儿生机蓬勃、发育迅速的特点概括为"纯阳之体"或

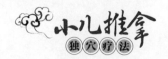

"体禀纯阳"。如《颅囟经·脉法》说："凡孩子三岁以下，呼为纯阳，元气未散。"所谓"纯"，指小儿未经情欲克伐，胎元之气尚未耗散；所谓"阳"，即以阳为用，说明小儿生机旺盛，发育迅速，好比旭日之初升，草木之方萌，蒸蒸日上、欣欣向荣的蓬勃景象。因此"纯阳"并不等于"盛阳"、有阳无阴或阳亢阴亏。

总之，小儿时期既是稚阳又是纯阳，"稚阴稚阳"和"纯阳之体"的理论观点，说明了小儿机体生理功能的两个方面。前者是指小儿机体柔弱，阴阳二气均稚幼不足；后者是指在生长发育过程中，既表现出生机蓬勃，发育迅速，同时，又相对地显得阴有不足。

二、病理特点

1. 发病容易，传变迅速

小儿脏腑娇嫩，形气未充，机体和功能均较脆弱，抵抗疾病的能力弱，加上寒暖不能自调，饮食不知自节，一旦护理失宜，在同等致病条件下，较成人更易发病。临床以外感六淫、时行疾病和肺、脾二脏的病症较为多见。小儿患病后，还有病情变化迅速的特点，表现在疾病的寒热虚实互相转化上。钱乙在《小儿药证直诀》序中指出："脏腑柔弱，易虚易实，易寒易热。"

2. 脏气清灵，易趋康复

小儿生机蓬勃，发育迅速，活力充沛，患病后机体康复快，修复能力强；并且小儿病因相对单纯，多为外感六淫、时行疾病和乳食内伤；又少七情干扰，神气安静，少痼疾久病；小儿脏腑清灵，对手法和药物反应比较敏捷。如张景岳在《景岳全书·小儿则》中指出"其脏腑清灵，随拨随应，但能确得其本而撮取之，则一药可愈，非若男妇损伤积痼痴顽者比之。"这是对小儿生理、病理及治疗特点的概括。

掌握小儿的生理病理特点，不仅能指导临床诊治，对小儿保育更有重要意义。

第二节　小儿疾病诊断

诊法即诊察方法，是临床诊察疾病信息的各种方法的总称。传统的诊法包括望、闻、问、切四诊。人体是一个有机的整体，局部的病变可以影响全身、内脏的病变，可以从五官、四肢、体表各个方面反映出来。正如《丹溪心法》说："欲知其内者，当以观乎外；诊于外者，斯以知其内。盖有诸内者形诸外。"所以通过四诊等手段，诊察疾病显现在各个方面的症状和体征，就可以了解疾病的病因、病机，从而为辨证论治提供依据。

因婴幼儿不会讲话，年长儿虽能讲话，但往往言不达意，不能确切地表达自己的病情，故儿科素有"哑科"之称。又因小儿手腕部较短，三部难分，气血未充，脉息不定，加之诊察时哭闹影响脉息，给诊断造成困难。根据儿科临床的特点，历代儿科医家特别重视望诊，如《幼科铁镜·望形色审苗窍从外知内》说："望、闻、问、切，固医家之不可少一者也，在大方脉则然，而小儿科，则惟以望为主。"因此，在小儿疾病诊断中，诊察方法以望诊为先，闻问切为辅，四诊合参，综合其他证候，进行分析辨证，从而得到正确的诊断。

1. 望诊

医生运用视觉，对人体全身和局部的一切情况及其排出物等，进行有目的地观察，以了解健康或疾病情况，即是望诊。望诊的主要内容是观察人体的神、色、形、态，以推断体内的变化。诚如《灵枢·本脏篇》所说："视其外应，以知其内脏，则知所病矣。"

《灵枢·五色篇》分候法：将面部不同的部位，分别命名。鼻称明堂，眉间为阙，额称庭或颜，颊侧为藩，耳门称蔽。然后再将上述不同部位分候五脏，即庭候首面，阙上候咽喉，阙中（印堂）候肺，阙下（下

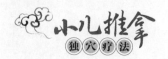

极、山根）候心，下极之下（年寿）候肝，肝部左右候胆，肝下（准头）候脾，方上（脾两旁）候胃，中央（颧下）候大肠，夹大肠候肺，明堂（鼻端）以上候小肠，明堂以下候膀胱、子处。

《素问·刺热篇》分候法：左颊—肝，右颊—肺，额—心，颌—肾，鼻—脾。我在门诊上遇到过一位风寒感冒的小患儿，她的两个脸颊明显不同。左脸颊因身体不适，肤色有些偏黄，而右脸颊通红，两边对比非常明显。研究生们看到后惊讶万分，不知道是何原因造成的。现在我们看了以上分候法，是不是就明白了呢？风寒感冒，首先犯肺，肺经"有病"了，在面部表现出来，且表现部位与《素问·刺热篇》分候法完全一致。不得不感叹古人的智慧和医学造诣，古文献的奥秘等待我们继续探索、挖掘。

（1）**望神色**：神，指精神、意识、神志。《医原·儿科论》提出："凡神充色泽者，天真必厚，易养而少病；神怯神瞪，面色惨淡枯瘁，唇红不泽者，禀赋必薄，难养而多病。"

望神的方法，包括望精神、意识、神态、表情等，尤以察目为要。《古今医统·相眼神法》说："小儿……望而知之，当先以目中神气之全为验。若目中神气有者，必不死，目无神者必死"。若形体壮实，动作灵活自如，活动睡眠有常，表情活泼，反应灵敏，语声啼哭清亮，面色红润光泽，目睛清亮灵动，呼吸平顺调匀，是为得神，表明正气尚充，脏腑功能未衰，无病或病轻。若形体羸弱，精神萎靡不振，反应迟钝，动作迟缓或不由自主，表情淡漠，苦笑反常，寡言声轻含糊或惊啼谵语，面色晦黯，目睛呆滞不活，呼吸低弱或气促不匀，是为失神，表明正气不足，脏腑功能衰败，病重或病危。

再望形体是否异常。形，指形体、外形。《四诊抉微》云："形之所充者气，形胜气者夭，气胜形者寿。"

望形的方法，包括望小儿形体的强弱胖瘦、肢体、体型等情况。若小儿身高正常，胖瘦适中，皮肤柔嫩，肌肉壮实，筋骨强健，毛发黑泽，身材匀称，是为先天禀赋充足，发育营养良好的外形表现；若形体矮小，肌肉瘠薄，筋骨不坚，毛发稀细萎黄，是先天禀赋不足、后天调养失宜的发育营养不良表现。头大囟开，颈不能举，常为肾虚水积之解颅；鸡胸龟背，筋弱肢软，多为肝肾亏虚之弱证；皮肤干燥，弹性减弱，是为伤阴失液；面浮肢肿，按之凹陷，是为水湿潴留；形体肥胖，躯脂满盈，是为痰湿壅滞；皮肤松弛，肌肉不实，是为脾胃气虚；肌肤干瘦，肤色苍黄，是为气血两虚；四肢枯细，肚腹膨大，是为脾虚夹积。

（2）望面色：《素问·脉要精微论篇》曰："夫精明五色者，气之华也"，《四诊抉微》则说："夫气由脏发，色随气华。"可见色泽是脏腑气血之外荣。不仅心之华在面，其他脏腑之精气，也通过经脉而上荣于面，正如《灵枢·邪气脏腑病形篇》所说："十二经脉，三百六十五络，其血气皆上于面而走空（孔）窍。"这说明面色与内脏具有内在联系，故望面部色泽可以了解脏腑气血之盛衰以及邪气之所在。《小儿卫生总微论方·诸般色泽纹证论》论察色诊病："色青为风，色赤为热，色黄为食，色白为气，色黑为寒。"并提出需察色泽之荣枯："滋荣者，其色生……枯夭者，其色死。"部位、颜色、光泽要综合分析，其中又以五色变化最具临床意义。面部五色诊病辨证，一般符合以下规律：

面色赤主热证，赤甚属实热，微赤为虚热。满面通红，多为阳盛之外感发热，或脏腑实热；面赤气粗，高热烦渴，多为里实热证；若两颧潮红娇嫩，则属阴虚火旺的虚热证；若久病重病患者，面色苍白，却时而泛红如妆，嫩红带白，游移不定，多为虚阳浮越之"戴阳证"。此属真寒假热之危重证候。小儿也有因衣被过暖、活动过度、日晒烤火、啼哭不宁而面红者，不能认为病态。

面色青主寒证、痛证、瘀血和惊风。阴寒内盛，经脉拘急，气血瘀阻，以致脘腹剧痛，可见面色苍白，淡青或青黑；心阳不振，血行不畅，心血瘀阻，以致心胸刺痛，可见面色青灰，口唇青紫；小儿惊风或欲作惊风，多在眉间、鼻柱、口唇四周显现青色；面青颊赤，为寒热往来之少阳病；面青耳赤，多为肝火；青赤而晦暗，多为郁火。

面色白主虚证、寒证、脱血和夺气。㿠白虚浮，或苍白，或晦滞，多为阳虚；突然苍白，伴冷汗淋漓，多为阳气暴脱；淡白或㿠白，多为气

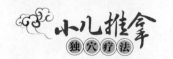

虚；白而无华，或黄白如鸡皮者，为血虚或夺血；里寒证剧烈腹痛或战栗时，亦可见面色苍白；肺胃虚寒，亦可见面色苍白。若小儿久居室内，少见阳光，面肤白皙无红润，也是气血不足之象。

面色黄主虚证和湿证。面色淡黄，枯槁无光，称"萎黄"，常见于脾胃气虚，气血不足者；面黄虚浮，称为"黄胖"，多是脾气虚衰，湿邪内阻所致。若面目一身俱黄，称为"黄疸"，黄而鲜明如橘子色者，属"阳黄"，为湿热熏蒸之故；黄而晦暗如烟熏者，属"阴黄"，为寒湿郁阻之故。黄而枯瘦者，胃病虚热也；黄而色淡者，胃病虚寒也。腹胀而面黄肌瘦者，虚胀也；若面色苍黄，腹筋起而胀，或面萎黄而夹红点血丝如蟹爪，为臌胀，多属脾虚肝郁、血瘀水停等。小儿面黄肿或青黄或乍黄乍白，腹大青筋，为疳积。有因过食胡萝卜、南瓜、西红柿等食物或阿的平等药物而面部发黄者，则只能认作该种食物或药物所伤。

面色黑主肾虚、寒证、痛证、水饮和瘀血。颧与颜黑为肾病。面黑而干焦，多为肾精久耗，虚火灼阴；黑而浅淡者，为肾病水寒，凡黑而暗淡者，不论病之新久，总属阳气不振；眼眶周围发黑，往往是肾虚或有水饮，或为寒湿下注之带下病；面黑而手足不遂，腰痛难以俯仰，为肾风骨痹疼痛；面色黧黑而肌肤甲错，属瘀血；若因常在户外，日晒风吹，肤色红黑，不属病态。

（3）望舌：舌为心之苗，正常小儿为淡红舌、薄白苔。《辨舌指南》说："辨舌质，可诀五脏之虚实。视舌苔，可察六淫之浅深。"舌质红润，为气血旺盛；舌质淡白，为气血虚衰；舌色鲜红主热证；舌色红绛主热入营血、瘀热互结；舌质紫黯为气滞血瘀；舌起红刺状如杨梅为猩红热；舌生裂纹多属阴伤液耗；苔薄白而润，是胃气旺盛；舌苔厚主病在里或病深重，如食积痰湿；舌苔白腻主痰湿内蕴；舌苔黄主热证、里证，薄黄为风热在表、风寒化热或热邪传里，黄腻主脾胃湿热或肺脏痰热，老黄干燥主热甚耗伤气阴；舌苔灰黄而干为热炽津伤；舌苔色灰而润为痰湿内停；舌苔花剥如地图主脾胃病。

注意鉴别染苔。小儿吃某些食物、药品会使舌苔染色，如吃橘子、枇杷蛋黄、核黄素等可使舌苔染黄，吃橄榄、咖啡、乌梅、铁剂等可使舌苔染黑，吃丹砂类丸药及红色糖果可使舌苔染红，服未包之青黛可使舌苔染青，喝牛奶、豆浆等可使舌苔染白等，均不能误认为病态。

小儿舌体强硬多为痰湿阻滞；舌体伸缩多属热盛风动；舌体歪斜多为风邪中络；舌体萎软多为脾气衰弱；小儿舌常伸出口外，久不回缩，称为吐舌，多为心脾有热；舌反复伸出舐唇，旋即回缩，称为弄舌，可为惊风先兆。

（4）望目：目为肝之窍，但《灵枢·大惑论篇》曰："五脏六腑之精气，皆上注于目而为之精。"这说明目与五脏六腑都有密切的关系，望目不仅在望神中有重要意义，而且可测知五脏的变化，甚至对某些疾病的诊断，可起"见微知著"的作用。

正常小儿目光有神，目无光彩则是病态。白睛赤为肺火，黄为湿热内盛；横目斜视（先天者例外），是肝风内动；目睛微定，是痰热内闭；昏睡露睛多由脾虚清阳之气不升，致胞睑失养，启闭失司，常见于小儿脾胃虚弱，或慢脾风；眼睑下垂，称"睑废"；双睑下垂，多为先天性睑废，属先天不足，脾肾双亏；单睑下垂，或双睑下垂不一，多为后天性睑废，因脾虚气弱，或外伤后气血不和，脉络失于宣通所致；开目喜明者为阳证；闭目恶明者为阴证；瞳仁扩大，多属肾精耗竭，为濒死危象。《重订通俗伤寒论》曰："瞳神散大者，神虚散……"但也可见于肝胆风火上扰的绿风内障及某些中毒症；若瞳仁缩小，多属肝胆火炽，或劳损肝肾，虚火上扰，或为中毒。

（5）望鼻：鼻为肺窍而属脾经，与足阳明胃经亦有联系。《灵枢·五色篇》说："五色决于明堂，明堂者鼻也。"

鼻头色青，腹中痛；色黄是里有湿热；色白是亡血；色赤是脾肺二经有热；色微黑是有水气；鼻色明润，是无病或病将愈之征；鼻头黄黑枯槁，为脾火津涸，亦属恶候；鼻孔干燥，属阳明热证；干燥而色黑如烟煤状，是阳毒热深；冷滑而色黑，是阴毒冷极；鼻红肿生疮，此为血热；鼻头色红生粉刺者，是酒渣鼻，多因血热入肺所致；鼻柱崩塌，眉毛脱落，则是麻风恶候；鼻翼煽动，初病多是热邪风火壅塞肺脏；气喘鼻干，病势严重，多见于小儿；久病鼻煽，喘而汗出，有可能是肺绝之征。

（6）望口唇：脾开窍于口，其华在唇，足阳明胃经之脉环口唇，故望口唇，可诊脾胃的病变。

唇色淡白，此为血亏，血不上荣；唇色淡红，此为虚为寒，多属血虚或气血双虚，体质稍弱而无病之人亦见此唇色；唇色深红，此为实为热；口唇色青，为气滞血瘀；青而深紫，是内有郁热；环口黑色是肾绝；口唇干焦紫黑更是恶候；口唇干裂，为津液损伤，见于外感燥热，邪热伤津，亦见于脾热，或为阴虚津液不足；口角流涎，多属脾虚湿盛，或胃中有热；新生儿撮口，不能吸吮，见于小儿脐风；口糜者是口内糜腐，色白形如苔藓，拭去白膜则色红刺痛。多由阳旺阴虚或脾经湿热内郁，以致热邪熏蒸而成；口疮是口内唇边生白色小疱，溃烂后红肿疼痛，亦称"口破""口疳"，为心脾二经积热上熏所致；婴儿满口白斑如雪片，称"鹅口疮"，系胎中伏热蕴积心脾所致。

（7）望齿、龈：齿为骨之余，而肾主骨，故《杂病源流犀烛》曰："齿者，肾之标，骨之本也。"手足阳明经脉络于齿龈。可见齿与龈和肾、胃、大肠密切相关，望齿、龈可以测知肾与肠胃的病变，特别是温病的辨证，更有重要意义。

牙齿黄而干燥者，是热盛伤津，见于温病极期；若光燥如石，是阳明热盛；若燥如枯骨，是肾阴枯涸；睡中磨牙者，多为内热或积滞；牙齿松动稀疏、齿根外露者，多属肾虚，或虚火上炎；小儿齿落久不生者，是肾气亏；病重而齿黄枯落者，是骨绝；牙床腐烂，牙齿脱落者，是"牙疳"之凶候；外伤齿折或动摇者，曰斗齿；龋齿腐洞，乃饮食余滓，积齿缝间，腐蚀淹渍所致。

牙龈淡白者，多是血虚；龈肉萎缩而色淡者，多属胃阴不足，或肾气虚乏；齿龈红肿者，多是胃火上炎；齿龈之际，有蓝迹一线者，沾染铅毒之征；齿缝出血，痛而红肿，多胃热伤络；若不痛不红微肿者，多为气虚，或肾火伤络；龈间长出胬肉，此曰"齿壅"，多由好食动风之物所致。

（8）望咽喉：咽喉为肺、胃之门户，是呼吸、进食之要冲，为诸经脉所络，故许多脏腑的病变可从咽喉的异常变化反映出来，尤其是对肺、胃、肾的病变，诊断价值更大。

咽红肿胀而痛，甚则溃烂或有黄白色脓点，此为乳蛾，多因肺胃热毒壅盛所致；若红色娇嫩，肿痛不甚，多为肾水亏少，阴虚火旺所致；若咽喉漫肿，色淡红者，多为痰湿凝聚；若色淡红不肿，微痛反复发作，或喉痒干咳，多气阴两亏，虚火上浮；咽痛微红有灰白色假膜且不易剥离，此属重症，多是白喉，又称"疫喉"，因肺胃热毒伤阴而成。

（9）望耳：耳为肾之窍，手足少阳经之脉布于耳，手足太阳经和阳明经，亦行于耳之前后，所以说耳为"宗脉之所聚"。

耳薄干枯，属先天肾阴不足；耳薄而白，为肾败，见于垂危之人；耳轮干枯焦黑，多为肾水亏极的象征，可见于温病后期，肾阴久耗及下消证；若红肿，则属少阳相火上攻，或为肝胆湿热火毒上蒸；若耳背见有红络，伴耳根发凉，多为麻疹先兆；耳轮甲错，为久病血瘀，或有肠痈；耳内流脓，黄脓曰"聤耳"，亦曰"耳湿"，白脓曰"缠耳"，红脓曰"耳风毒"，臭脓曰"耳疳"，清脓曰"震耳"，皆由足少阴、手少阳二经风热上壅，或肝胆湿热，或肾虚相火上攻所致。

（10）望二阴、二便：肾开窍于二阴而司二便。精窍通于肾，阴户通于胞宫，亦与肾相关，尿窍通于膀胱。前阴为宗筋所聚，又为太阴、阳明之所合。肝、胆经脉络阴器。可见前阴与肝、胆、肾、膀胱、太阴、少阴、厥阴、少阳、阳明等脏腑和经络有密切联系，因此望前阴可诊断各有关脏腑经络的病变。后阴肛门通于直肠、大肠，故与肺和脾胃有关。此外，前、后阴皆与任、督二脉有密切关系。

阴囊肿不痒不痛，称为阴肿，多因坐地触风受湿，或为水肿之严重者；阴囊肿大而透明者，称"水疝"，肿大而不透明，不坚硬者，往往是小肠坠入囊中，称为"狐疝"；睾丸肿痛，亦属疝证；阴茎、阴囊或阴户收缩入腹者，称为"阴缩"，多因寒凝经络所致；小儿阴囊紧实，或色紫红者，是气充形足，多健壮；若松弛下坠，或色白者，为气血亏虚、体弱

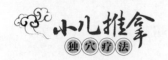

多疾。

肛周淡白而干为气虚津液不足；灼热燥渴为阳明里热伤津；糜烂潮红为大肠湿热下注；红肿疼痛为热毒壅结酿脓；肛门裂口疼痛，便时流血，多因大肠热结，燥屎撑裂，或伴有痔疮；肛旁瘘口，按之溢脓，为肛周脓肿形成之肛瘘；便后脱肛多因中气不足、气虚下陷所致。

大便的排泄，虽直接由肠道所主，但与脾胃的腐熟运化、肝的疏泄和命门的温煦等有密切关系；小便的排泄，虽直接由膀胱所司，但与肾的气化、脾肺的转输肃降和三焦的通调亦关系密切。故询问二便的情况，不仅可以直接了解消化功能和水液代谢是否正常，而且还是判断疾病寒热虚实的重要依据。如《景岳全书·传忠录》所说："二便为一身之门户，无论内伤外感，皆当察此，以辨其寒热虚实。盖前阴通膀胱之道，而其利与不利，热与不热，可察气化之强弱……后阴开大肠之门，其通与不通，结与不结，可察阴阳之虚实。"

询问病人的二便情况，应着重了解排便的次数和时间，以及大小便的量、色、质、气味、便时感觉和伴随症状等。

1）问大便：健康人每日或隔日大便一次，排便通畅，成形不燥，内无脓血、黏液和未消化食物等。大便的便次、性状和排便感的异常，主要有下列情况：

①便次异常

便秘：即大便燥结，排出困难，便次减少，甚则多日不便。总由肠道津亏、大肠传导迟滞所致。

热结者，面赤身热，舌红苔黄，脉滑实，与面白肢冷，舌淡苔白，脉沉迟的寒结显然不同。气滞便秘兼有胸胁胀闷，脉弦；气虚便秘，兼有气短乏力，神疲脉虚；血虚便秘者，以面色苍白，头晕心悸、脉细为主；燥结便秘以久病津枯为要点。

泄泻：即大便稀软不成形，或呈水样，便次增多。总由脾失健运、水停肠道、大肠传导亢进所致。寒泻：便稀水或完谷不化，兼形寒肢冷，舌淡脉沉迟；湿泻：便水，肠鸣腹痛轻微、脉沉缓；热与暑泻：便下黄糜臭秽难闻，舌红脉数；伤食泻：泻下夹杂不消化食物，有过食史。

②便质异常

完谷不化：即大便中含有较多未消化的食物，多见于脾虚泄泻和肾虚泄泻。

溏结不调：即大便时干时稀，见于肝郁乘脾；若大便先干后溏，多属脾虚。

③**排便感异常**：排便时以便溏、纳少、食后脘闷不舒为主，见于脾泻；以黎明前腹痛即泻为特点，见于肾泻。以腹痛即泻，痛一阵，泻一阵为特点，或因生怒气，立即腹痛泄泻，见于肝泻；泻下赤白黏冻、伴里急后重为痢疾；排便时肛门有灼热感，属大肠湿热，见于暑泻；便溏如黄糜，泻下不爽，是湿热蕴结大肠，肠道气机传导不畅所致；久泻不愈，大便不能控制、滑出不禁，又称滑泻，属脾肾阳虚，肛门失约；肛门有下坠感，甚则脱肛，属脾虚中气下陷。

④**其他**：大便稀，夹有奶瓣味酸臭，为内伤乳食；大便清稀，带泡沫，有黏液为外感风寒；婴儿阵发性哭闹，大便果酱色，须防肠套叠。

2）问小便：小便为津液代谢之排泄物。询问病人小便的异常改变，主要可以了解津液的盈亏和肺、脾、肾三脏的气化功能是否正常。

健康成人在一般情况下，日间排尿 3～5 次，夜间 0～1 次，每昼夜排尿量约 1000～1800ml。小儿的尿量个体差异较大，按体重计算较成人多 3～4 倍。尿次和尿量受饮水、温度、出汗和年龄等因素影响。小便的尿量、尿次和排尿感异常，主要有下列情况：

①尿量异常：小便清长量多、畏寒喜暖，属虚寒证；小便短赤量少，多属实热证。水肿病，小便不利，同时伴有浮肿。阳水证，浮肿常从颜面开始，兼有恶寒发热，咽痛，尿黄赤，便秘；阴水证，浮肿常从下肢开始，兼有胸闷纳少，肢冷便溏。

②尿次异常：小便短赤，频数急迫者，为淋证，是湿热蕴结下焦，膀胱气化不利所致；小便澄清，频数失禁者，是因肾气不固，膀胱失约所致。癃闭病，小便不利。一般无浮肿。

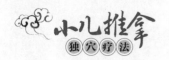

热结膀胱证，尿色赤，小腹硬满，舌红苔黄；命门火衰证，腰膝酸软，面白，肢冷；热邪壅肺证，咽干、呼吸短促，烦渴欲饮；血瘀证，小腹胀满，隐痛，舌紫黯，有瘀斑。

③排尿感异常：淋病，小便不利，淋漓刺痛，频数短涩，尿道疼痛明显；遗尿，睡时不自主排尿，属肾气不足、膀胱虚衰。

④其他：小便黄赤短少为热，清白量多为寒；尿色深黄染衣为湿热内蕴之黄疸；尿浑浊如米泔水为疳症；小便红色或茶褐色为血尿。

此外，应注意有无瘀斑、皮疹。凡斑疹以红活荣润为佳，色淡者为正气不足，红紫者为热毒内盛。

（11）望指纹：此法从《灵枢经》诊鱼际络脉法而发展，对三岁以内的小儿，在诊断上有重要的意义。因食指内侧的络脉，也是由手太阴之脉分支而来，所以诊小儿食指络脉，与诊鱼际络脉和寸关尺脉，是同出一辙的。由于小儿脉部短小，诊脉时又常哭闹躁动，以致影响切脉的准确性；而小儿皮肤薄嫩，脉络易于暴露，食指络脉更为显著，因此，望络脉较脉诊更为方便。食指络脉的显现与分布，可分为风、气、命三关。食指的第一节部位为风关，即掌指关节横纹至第二节横纹之间；第二节为气关，即第二节横纹至第三节横纹之间；第三节为命关，即第三横纹至末端。正常小儿的络脉色泽浅红，红黄相兼，隐隐于风关之上。

浮沉分表里：络脉浮露者，主病在表，多见于外感表证；络脉沉滞者，主病在里，多见于内伤之里证。红紫辨寒热：指纹色紫红者，主内热；色鲜红者，主外感表证；色青主风，也主各种痛证；紫黑色主血络闭郁，为病危之象。淡滞定虚实：指纹色淡为虚；色滞为实；若邪陷心包的闭证，常致气血郁闭，络脉色深而滞。三关测轻重：络脉显于风关时，是邪气入络，邪浅而病轻；络脉从风关透至气关，其色较深，是邪气入经，主邪深入而病重；若络脉显于命关，是邪气深入脏腑，可能危及生命；若络脉直达指端，叫做"透关射甲"，病更凶险，预后不佳。

2. 闻诊

闻诊包括听声音和嗅气味两方面。听声音是指诊察患儿的声音、语言、呼吸、咳嗽、呕吐、呃逆、嗳气、太息、喷嚏、肠鸣等各种声响。嗅气味是指嗅患儿体内所发出的各种气味以及分泌物、排泄物和病室的气味，以判断疾病的寒热虚实，帮助诊断。诊查时应当注意周围的环境，听声音时要排除噪音干扰，嗅气味时要排除外界异味，才能保证闻诊结果的可靠。

3. 问诊

医者通过询问患者及其亲属以获取病情资料的方法。儿科问诊通常以询问患儿亲属为主，最好能直接询问与患儿密切接触的家长或保育员，年龄较大的患儿也可以作为问诊的对象，但对其主诉的可靠性要加以分析。《素问·徵四失论篇》说："诊病不问其始，忧患饮食之失节，起居之过度，或伤于毒，不先言此，卒持寸口，何病能中。"问诊时，应结合小儿发病容易、传变迅速的病理特点，先抓住患儿的主要病痛，然后再围绕主要病痛进行有目的、有步骤的询问，既要突出重点，又要全面了解。

问明现病史、既往史、个人史、家族史等。也可按着十问歌的内容询问：一问寒热二问汗，三问头身四问便，五问饮食六胸腹，七聋八渴俱当辨，九问旧病十问因，再将诊疗经过参。

问诊时，医生要以高度热忱的精神和认真负责的态度进行详细询问，说话要和蔼可亲，通俗易懂（不能用医学术语问话），耐心细致，有条不紊，这样才能取得患儿及其家属的信任，使其详细地倾吐病情，做到问辨结合，才能有助于诊断。

4. 切诊

切诊包括切脉和按诊两部分，均应在尽可能使患儿安静的状态下进行。

（1）切脉：小儿寸口部位狭小，难分寸关尺。另一方面，小儿临诊时容易惊哭，惊则气乱，气乱脉也乱，故难于掌握。因此，诊小儿还须注意辨形色，审苗窍。后世医家有一指总候三部方法，使小儿脉诊技巧有所提高。正常小儿脉象平和.较成人细软而快。年龄越小，脉搏越快。三岁以下的，一息七八至为平脉；五六岁的，六至为平脉，七至以上为数脉，四五至为迟脉。若因啼哭、活动等而使脉搏加快，不可认作病态。

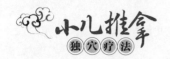

《小儿药证直诀·小儿脉法》说："脉乱不治，气不和弦急，伤食沉缓，虚惊促急，风浮，冷沉细。"提出了乱、弦急、沉缓、促急、浮、沉细六种脉象的病理意义。现代则将浮、沉、迟、数、有力、无力作为小儿的六种基本脉象。浮脉主表证，沉脉主里证，迟脉主寒证，数脉主热证，有力主实证，无力主虚证。六种脉象可以兼见，如浮数主外感风热，沉迟主阳气虚弱，脉数有力主实热证，脉数无力主虚热证等。

此外，热盛、痰湿、食滞多见滑脉；腹痛、惊风、痰饮积滞多见弦脉；湿邪致病多见濡脉；气血虚衰或心阳虚多见结代脉；气分热盛多见洪脉；大失血等多见芤脉。

（2）按诊：医者用手直接触摸或按压患儿的某些部位，以了解局部的异常变化，从而推断疾病的部位、性质和病情的轻重等情况的一种诊病方法。

按诊的手法大致可分为触、摸、按三类。触是以手指或手掌轻轻接触患者局部，如额部及四肢皮肤等，以了解凉热、润燥等情况。摸是以手抚摸局部，如肿胀部位等，以探明局部的感觉情况及肿物的形态、大小等。按是以手按压局部，如胸腹和肿物部位，以了解深部有无压痛，肿块的形态、质地、肿胀的程度、性质等。在临床上，各种手法是综合运用的，常常是先触摸，后按压，由轻到重，由浅入深，以了解病变的情况。

第四章 小儿推拿手法及穴位

一、概述

（一）小儿推拿治病根据

《圣济总录》曰："……大抵按摩法，每以开达抑遏为义。开达则壅蔽者以之发散，抑遏则剽悍者有所归宿……凡小有不安，必按摩按捺，令百节通利，邪气得泄……"《幼科推拿秘书》曰："推拿较易，以其手足，联络脏腑，内应外通……审证欲确，百治百灵，万不失一。"

（二）小儿推拿手法的定义

小儿推拿手法是指医者用手或者借助于一定的器具，按照特定要求的动作，在体表进行操作的方法。手法者，乃手之技法也。医者需经过长期刻苦规范化的训练，方可熟能生巧，得心应手。诚如《医宗金鉴》所言："一旦临症，机触于外，巧生于内，手随心转，法从手出。"

《小儿药证直诀》中云："（小儿）五脏六腑，成而未全，全而未壮。"小儿机体柔嫩，气血未足，肾气未充，筋骨未坚，小儿这一独特的生理特点，决定了其推拿手法必须适应这一特点。

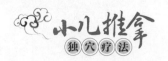

（三）小儿推拿手法的要求

小儿推拿手法基本要求是轻快柔和，平稳着实。轻快柔和是指手法操作时力量轻，频率快，轻而不浮，重而不滞，柔中有刚，刚中有柔，刚柔相济，中病即止；平稳着实是指手法操作时力量、频率、节律在一定时期内保持一致，不可忽快忽慢，忽轻忽重。

二、小儿推拿手法

小儿推拿常用手法很多，《厘正按摩要术》首次将"按、摩、掐、揉、推、运、搓、摇"总结为小儿推拿八法。小儿推拿手法多样，多分为单式手法和复式手法。

（一）单式手法

1. 按法

（1）指按法

操作 用拇指指面或以指端垂直向下按压施术部位。操作时着力部位要固定于体表，从轻到重，切忌突然加大力量（图 4-1-1）。

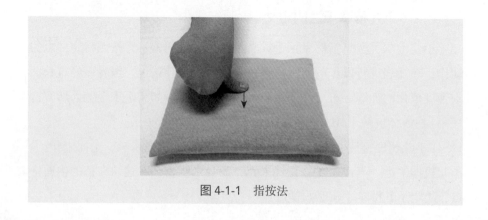

图 4-1-1　指按法

应用 指按法以指代针，凡可针刺之处，均可用指按法。

文献摘录

《小儿推拿补正》："按，用指在部位上扪按之，使气血流通而不骤散也。"

（2）掌按法

操作 用掌根或全掌着力垂直向下按压施术部位（图4-1-2）。

应用 用于腰背部、腹部等体表面积大而又较为平坦的部位。

文献摘录

《医宗金鉴》："按者，谓以手往下抑之也。"

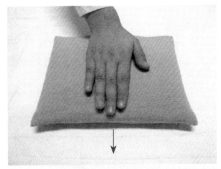

图 4-1-2　掌按法

2. 摩法

（1）指摩法

操作 以食、中、无名指指面附着于腹部或胸部做环形运动。主要用于头面部、胸腹部，操作时不能带动皮下组织。顺时针操作为补，逆时针操作为泻（图4-1-3）。

应用 多用于婴幼儿头面部、胸腹部等，如摩脐、摩囟门、摩百会等。

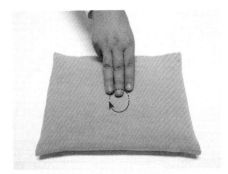

图 4-1-3　指摩法

文献摘录

《石室秘录》："摩法不宜急，不宜缓，不宜轻，不宜重，以中和之义施之。"

（2）掌摩法

操作 用掌面附着于施术部位，以腕关节连同前臂做节律性的环形运动（图4-1-4）。

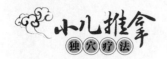

应用 多用于小儿胸腹部，比指摩法刺激作用强，如摩腹、搓摩两胁等。

文献摘录

《厘正按摩要术》："周于蕃曰：按而留之，摩以去之，又曰急摩为泻，缓摩为补。"

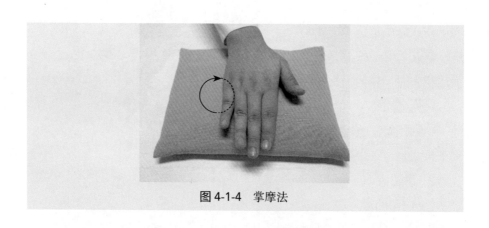

图 4-1-4 掌摩法

3. 掐法

操作 用拇指指甲垂直掐在施术部位，用力由轻到重。动作要快，不要掐破皮肤，掐后即揉，以缓解不适（图 4-1-5）。

应用 作用于穴位或多用于急救，如掐四横纹、掐人中、掐老龙等。

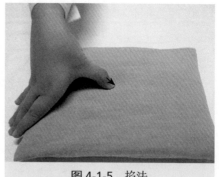

图 4-1-5 掐法

文献摘录

《厘正按摩要术》："周于蕃曰：掐，由甲入也，夏禹铸曰：以指代针也……掐法，以大指甲按主治之穴，或轻或重，相机行之。"

《保赤推拿法》："掐者，医指在儿经穴轻入而向后出也。"

4. 揉法

（1）指揉法

操作 以拇指或中指面或食、中、无名指指面着力于施术部位，做轻柔环转活动。带动皮下组织，产生温热感（图4-1-6）。

应用 多用于点状穴，如揉脾俞、揉二马等。

文献摘录

《保赤推拿法》："揉者，医以指按儿经穴，不离其处而旋转之也。"

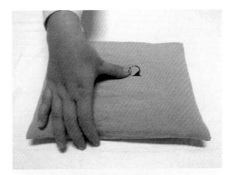

图 4-1-6　指揉法

（2）掌根揉法

操作 用掌根部着力于施术部位，手腕放松，以腕关节连同前臂做小幅度的回旋活动（图4-1-7）。

应用 多用于肌肉丰厚之处，如腰背及下肢等。

文献摘录

《厘正按摩要术》："周于蕃曰：揉以和之。揉法以手腕转回环，宜轻宜缓，绕于其上也。"

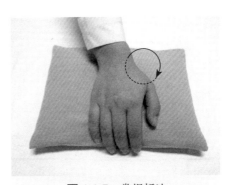

图 4-1-7　掌根揉法

（3）大鱼际揉法

操作 用掌大鱼际着力于施术部位，做轻柔缓和的环状摆动（图4-1-8）。

应用 多用于面状部位，如大鱼际揉前额等。

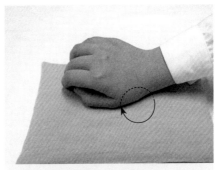

图 4-1-8　大鱼际揉法

文献摘录

《厘正按摩要术》："（揉）……可以和气血，可以活筋络，而脏腑无闭塞之虞矣。"

5. 推法

（1）直推法

操作 用拇指指腹或者桡侧面或食中二指指腹在穴位上做直线单方向的推动。操作时切忌用力按压（图4-1-9）。

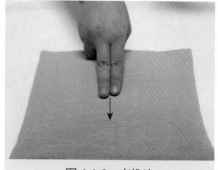

图 4-1-9 直推法

应用 直推法主要应用于线性穴位，路径一定要直，如清天河水、推三关、推脊等。

文献摘录

《小儿推拿广意》："凡推展向前者，必期如线之直，毋得斜曲，恐伤动别经而招患也。"

（2）分推法

操作 用两手拇指指面或者桡侧面，以穴位为中心向两边做分推，或做"八"字推动（图4-1-10）。

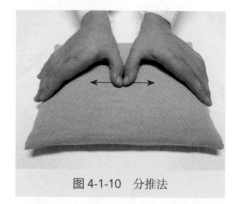

图 4-1-10 分推法

应用 分推法可在同一穴位反复应用，如分手阴阳、分推肩胛、推坎宫等。

文献摘录

《秘传推拿妙诀》："……而惟阴阳有分之说，以医人用左右两大指于阴阳穴处向两边分，故为之分，而亦谓之推也。"

（3）合推法

操作 用两手拇指指面或者桡侧面，从穴位两边向中间推。操作与分推法相反（图 4-1-11）。

应用 本法主要用于合手阴阳，分手阴阳多用于实证，合手阴阳多用于虚证。

文献摘录

《保赤推拿法》："和者，医以两手之指，由儿两处经穴，合于中间一处也。"

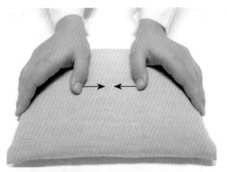

图 4-1-11　合推法

6. 运法

操作 用拇指指面或桡侧面，也可用食指或中指指面，在施术部位上做弧形或环形的轻轻推摩（图 4-1-12）。

应用 运法操作面积小于摩法，力度大于摩法，如运土入水、运八卦等。

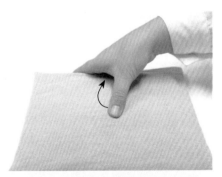

图 4-1-12　运法

文献摘录

《厘正按摩要术》："周于蕃曰：运则行之，谓四面旋转环绕而运动之也，宜轻不宜重，宜缓不宜急。"

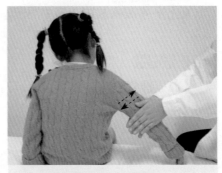

7. 搓法

操作 用双手掌面对称地夹住患儿肢体，双手交替或同时相对用力做相反方向的快速来回搓揉，并同时做缓慢上下往返移动（图4-1-13）。

应用 常用于四肢部、胸胁部和背部，如搓上肢、按弦走搓摩等。

图 4-1-13　搓法

文献摘录 《厘正按摩要术》："周于蕃曰：搓以转之，谓两手相合交，而交转以相搓也，或两指合搓，或两手合搓，各极运动之妙。"

8. 摇法

操作 一手扶患儿关节近端，一手托其远端做环转运动。摇法的幅度要控制在人体生理活动范围内，幅度和范围要由小到大、逐步增加，速度要慢（图4-1-14）。

应用 多用于外伤、关节疼痛及术后关节功能障碍等。

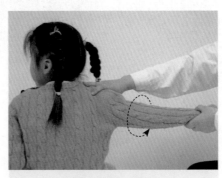

图 4-1-14　摇法

文献摘录 《推拿捷径》："摇者，活动之谓也，手法宜轻不宜重……"

《保赤推拿法》："摇者，或于儿头或于儿手使之动也。"

9. 拿法

操作 用拇指与食、中指或用拇指与其余四指指面做对称性相对用力，在施术部位上进行一紧一松的捏提动作。即"捏而提起，谓之拿"（图4-1-15）。

应用 可用于颈项及四肢，如拿风池、拿肩井、拿委中等。

文献摘录

《秘传推拿妙法》："拿者，医人以两手指或大指或各指于病者应拿穴处，或掐或捏或揉，皆谓之拿也。"

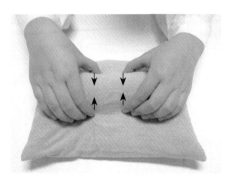

图 4-1-15　拿法

10. 捏脊法

操作　拇指在后，食中指在前，或屈曲食指，以食指中节桡侧缘抵住皮肤，拇指前按，相对用力，捏起皮肤，双手交替，捻动向前，直线前行，不可歪斜（图 4-1-16）。

应用　可用于背部膀胱经、督脉等。

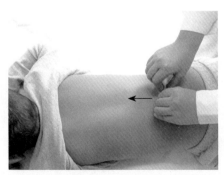

图 4-1-16　捏脊法

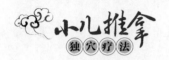

文献摘录

《肘后方·治卒腹痛方》："拈取其脊骨皮，深取痛引之，从龟尾至顶，乃止，未愈更为之。"这是关于捏脊疗法的最早记载。

11. 捣法

操作 用中指指端或食指、中指屈曲后的近侧指间关节突起部为着力点，在施术部位上做有节律的点击，击后立即抬起（图4-1-17）。

应用 常用于小天心穴及承浆穴。

文献摘录

《推拿三字经》："自天庭至承浆各捣一下，以代针法"，"捣天心，翻上者捣下良，捣者打也，翻下者，捣上强，左捣右，右捣左。"

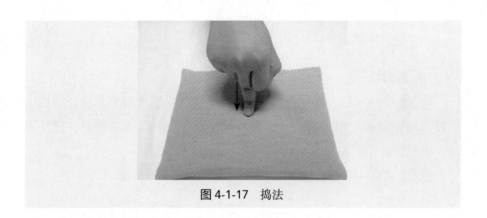

图4-1-17 捣法

12. 擦法

操作 用掌或大小鱼际附着于施术部位，做快速的直线来回摩擦，使之生热。操作时着力部位要紧贴皮肤，力量均匀，动作连续，呼吸自然，不可屏气。往返距离尽量拉长，施术部位充分暴露，操作时涂适量介质（如凡士林、清水等），以免擦破皮肤（图4-1-18）。

应用 ①掌擦法温热度较低，多用于胸胁及腹部，主治脾胃虚寒引起的腹痛及消化不良等。②小鱼际擦法温热度较高，多用于肩背、腰臀及下肢部。③大鱼际擦法温热度适中，均可用于胸腹、腰背、四肢等部。

文献摘录

《养生秘旨》："每日趺坐，两足相向，闭目握固，缩谷道，一手扳足趾，一手擦摩足心，至极妙，少息、再行，日五六度，能令步履轻捷。"

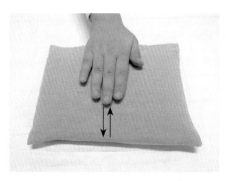

A

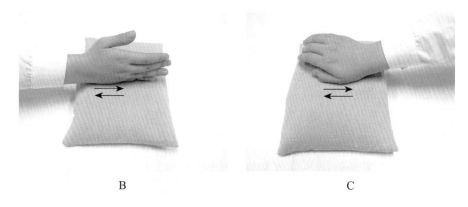

B   C

图 4-1-18　擦法
A. 掌擦法；B. 小鱼际擦法；C. 大鱼际擦法

13. 捏挤法

（操作）用双手拇、食指固定捏住施术部位，后用四指同时用力向中心挤、松开，反复操作，使局部皮肤变红或紫红，甚至紫黑为度（图4-1-19）。

（应用）多用于点状穴，如捏挤大椎、捏挤印堂、捏挤天突等。

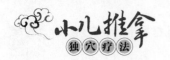

文献摘录

《中医辞典》："……有发散解表，通经疏郁作用。适用于中暑、外感风寒、晕车晕船等。"

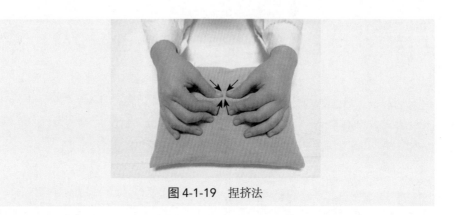

图 4-1-19 捏挤法

14. 捻法

操作 用拇、食指捏住施术部位，二者相对用力，做对称的揉搓运动。捻动要快，移动速度稍慢（图 4-1-20）。

应用 常用于指间关节，主治指间关节扭伤、屈指肌肌腱腱鞘炎，我在临床上经常用捻五指以促进小儿生长。

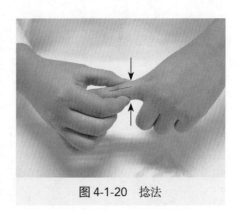

图 4-1-20 捻法

文献摘录

《保赤推拿法》："捻者，医以两指摄儿皮，微用力而略动也。"
《医宗金鉴》："……再捻筋结，令其舒平。"

15. 刮法

操作 用拇指桡侧缘或食中指指面或器具的光滑边缘向一个方向用力推动，形似直推法。因该法较直推法用力较重，操作时施术部位要用适量介质（汤水、油类等），避免损伤皮肤。一般刮至皮下充血或皮肤呈紫红色为度（图4-1-21）。

应用 多用于颈项、脊柱两侧、背部膀胱经、腹部、上肢肘弯、下肢腘窝等部位。

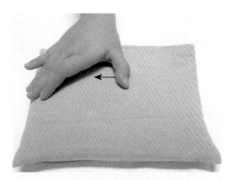

图4-1-21　刮法

文献摘录

《随息居重订霍乱论》："取嚏，不论有无，随继以刮。有嚏者……当刮以宣之。无嚏者……尤必刮松卫气，故肩、颈、脊、背、胸前、胁肋、臂、两膝弯等处，皆宜用棉纱线或瓷碗口，蘸菜油自上向下刮之，以红紫色绽方止……景岳云：凡毒深病急者，非刮背不可。以五脏之系，咸附于背也。或以盐擦背亦可。"

16. 拍法

操作 手指关节自然放松，微屈并拢，用虚掌拍打体表。操作时平稳有节奏，以皮肤微红为度（图4-1-22）。

应用 常用于脊柱两侧及双下肢后侧。

文献摘录

《中医辞典》："推拿手法。用虚掌或手指有节律地平稳拍打体表的一定部位。有单手拍和双手拍两种。可松弛肌肉，调整机能。常用于肩背及腰部。"

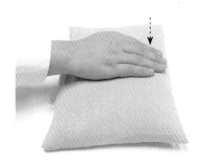

图4-1-22　拍法

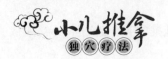

17. 扯法

操作 医者以拇、食指指端或屈曲的食、中指中节捏住皮肤,适当用力做一拉一放的动作,配合适当介质,操作时随蘸随扯,局部红紫为度(图4-1-23)。

应用 根据不同病情在天突、大椎、印堂等处使用。

文献摘录

《保赤推拿法》:"扯者,于儿皮轻轻频摄之而频弃之也。"

《验方新编》:"……曾见人猝病扯痧,不药立愈。其法用水拍湿结喉及两边(即大迎穴)皮上,两手臂弯(即曲泽穴,在腕中)皮上,两腿弯(即委中穴)皮上,将食指、中指拳曲夹至于结喉及着结核等处皮上,用力揪扯一二十下,则痧气发现,皮上露出黑紫颜色……较之针灸诸方,既简便而且稳当,愿仁人君子留心焉。"

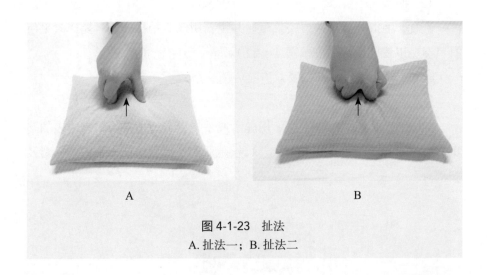

A   B

图 4-1-23 扯法
A.扯法一;B.扯法二

单式手法视频汇总

（二）复式手法

1. 摇䏝肘法

操作 医者先以左手拇指、食指托患儿肘，再以右手拇指、食指叉入虎口，同时用中指按定天门穴，然后屈患儿手上下摇之。摇 20 ~ 30 次（图 4-1-24）。

作用 顺气生血、通经活络、化痰。

主治 气血不和，痹痛，痞块，痰嗽等。

文献摘录

《按摩经》："以一手托儿䏝肘运转，男左女右，一手捏儿手摇动，治痞。"

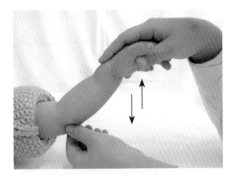

图 4-1-24　摇䏝肘法

2. 取天河水法

操作 医者蘸取冷水，自患儿洪池处推至内劳宫（图 4-1-25）。

作用 性大凉、退热。

主治 热病。

文献摘录

《厘正按摩要术》："取天河水法：法主大凉，病热者用之，将儿手掌向上，蘸冷水由天河水推至内劳宫。如蘸冷水由横纹推至曲池，为推天河水法；蘸冷水由内劳宫直推至曲池，为大推天河水法。"

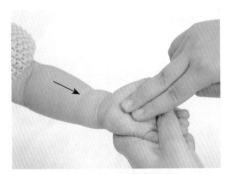

图 4-1-25　取天河水法

3. 打马过天河法

操作 医者先以运内劳宫法运之，然后屈患儿四指向上，以左手握住，再以右手食指、中指顶端自内关、间使，循天河向上一起一落打至洪池为一次。打 10 ~ 20 次（图 4-1-26）。

又法 以食指、中指由内关起，循天河弹到洪池。

作用 性凉，清热除烦、镇惊利尿、通经活络、行气血、泻心火。

主治 恶寒发热，高热，神昏，上肢麻木抽搐等实热证。

文献摘录

《按摩经》："打马过河：温凉。右运劳宫毕，屈指向上，弹内关、阳池、间使、天河边，生凉退热用之。"

《保赤推拿法》："打马过天河法：治寒热往来。"

《万育仙书》："打马过天河：温和法，通经行气。"

《厘正按摩要术》："打马过天河法：法主凉，能去热病。"

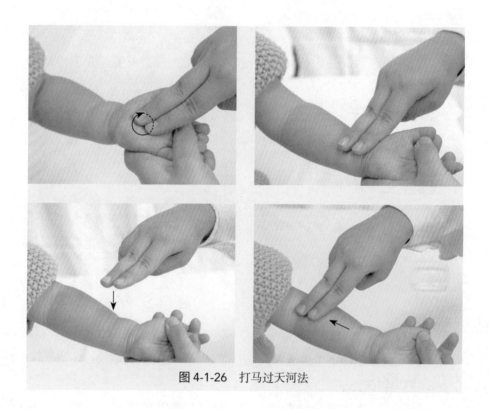

图 4-1-26　打马过天河法

4. 引水上天河法

（操作）将凉水滴在横纹处，用右手拍打至洪池，一边拍打，一边吹冷气（图 4-1-27）。

（作用）性凉，退热、活经络、通关节。

（主治）恶寒发热，高热，神昏，上肢麻木抽搐等实热证。

（文献摘录）

《幼科铁镜》手掌正面图所注：用冷水从此（指横纹处）随吹随拍至洪池，为引水上天河。

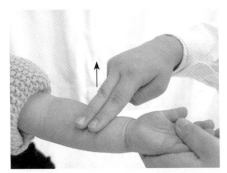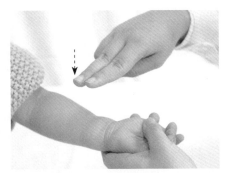

图 4-1-27 引水上天河法

5. 黄蜂入洞法

（操作）医者以左手扶患儿头部，右手食指、中指分别入患儿鼻孔揉之。20 ~ 50 次（图 4-1-28）。

（作用）性温，能开肺气、通鼻窍、祛风寒、发汗解表。

（主治）外感风寒，发热无汗，鼻炎，鼻塞流涕等呼吸道疾病。

（文献摘录）

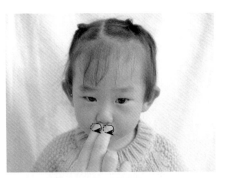

图 4-1-28 黄蜂入洞法

《推拿三字经》："……名黄蜂入洞，可以发汗，可以止汗。"

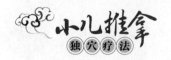

《小儿推拿方脉活婴秘旨全书》："黄蜂入洞治冷痰阴症第一……"

《万育仙书》："黄蜂入洞治阴症，冷气冷痰俱灵应。"

6. 黄蜂出洞法

操作 先掐心经，再掐内劳宫、总筋，后分阴阳。然后两大指在总筋处一撮一上至内关处，最后掐坎宫、离宫（图4-1-29）。

作用 性大热，发汗解表、退热。

主治 发热无汗。

文献摘录

《按摩经》："……黄蜂出洞最为热，阴症白痢并水泻，发汗不出后用之，顿教孔窍皆通泄。"

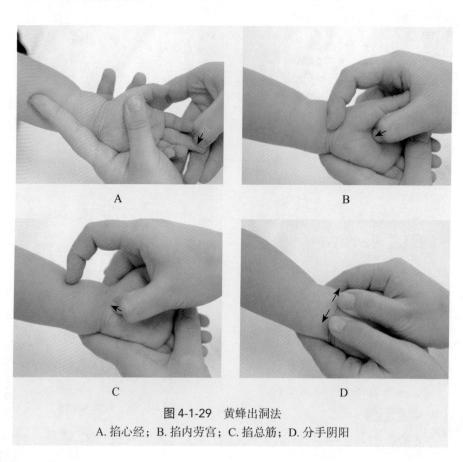

图4-1-29　黄蜂出洞法
A. 掐心经；B. 掐内劳宫；C. 掐总筋；D. 分手阴阳

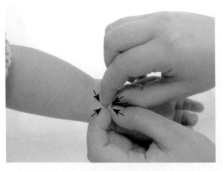
E

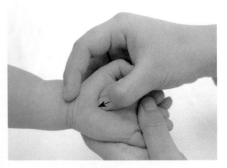
F

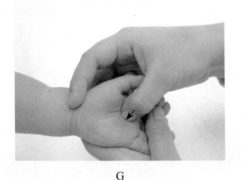
G

图 4-1-29（续）
E. 总筋撮至内关；F. 掐坎宫；G. 掐离宫

《按摩经》："黄蜂出洞，大热。做法：先掐心经，次掐劳宫，先开三关，后以左右二大指从阴阳处起，一撮一上，至关中、离坎上，掐穴。发汗用之。"

7. 水底捞明月法

操作 医者先以左手持患儿四指，再以右手食指、中指固定患儿拇指，然后以拇指自患儿小指尖，推至小天心处，再转入内劳宫为一遍。推30～50遍（图4-1-30）。

作用 性大凉，清热凉血、宁心除烦。

主治 用于一切高热神昏等高热实证，虚热证不宜用。

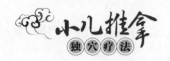

文献摘录

《厘正按摩要术》："水中捞月法，法主大凉……"

《按摩经》："水底捞月最为良，止热清心此是强……"

《小儿推拿方脉活婴秘旨全书》："水底捞明月主化痰、潮热无双……"

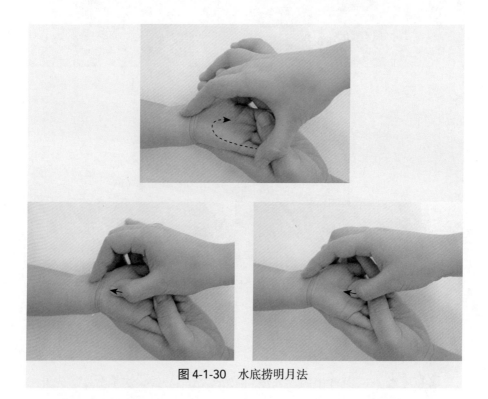

图 4-1-30　水底捞明月法

8. 飞经走气法

（操作）医者先用右手，拿患儿左手四指不动，再以左手四指，从曲池起，按之、跳之，至总筋处数次。再拿住患儿阴池、阳池二穴，然后右手将患儿左手四指向上往外，一伸一屈连续操作20～50次（图4-1-31）。

（作用）性温，行一身之气、化痰。

（主治）痰鸣，气逆。

文献摘录

《厘正按摩要术》："飞经走气法：法主温……"

《按摩经》："飞经走气能通气……乃运气行气也，治气可用。"

《小儿推拿方脉活婴秘旨全书》："飞经走气法：化痰动气。"

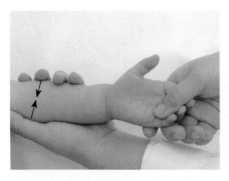
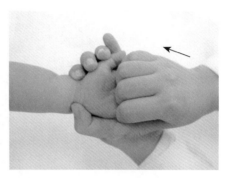
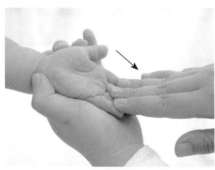
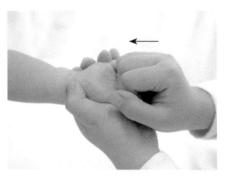

图 4-1-31　飞经走气法

9. 飞金走气法

操作　将凉水滴于患儿内劳宫处，医者用中指引水上天河，然后用口吹气，跟水上行（图 4-1-32）。

作用　清热泻火。

主治　膨胀，失音。

文献摘录

《幼科推拿秘书》："飞金走气：此法去肺火，清内热，消臌胀，救失

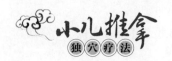

声之妙法也。金者，能生水也；走气者，气行动也。其法性温，以我将指蘸凉水置内劳宫，仍以将指引内劳宫水上天河去，前行三次、后转一次，以口吹气，微嘘跟水行，如气走也。"

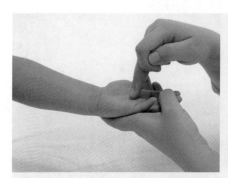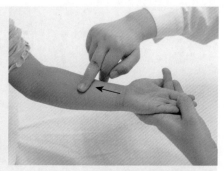

图 4-1-32　飞金走气法

10. 按弦走搓摩法

操作　令人抱患儿于怀中，最好能将患儿两手交叉搭在两肩上，或让患儿仰卧，两手上举至头部，医者以两手从患儿两胁搓摩至肚角处 50 ~ 100 次（图 4-1-33）。

作用　顺气化痰、除胸闷、开积聚。

主治　咳嗽，哮喘，痰积。

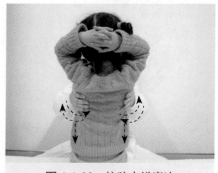

图 4-1-33　按弦走搓摩法

文献摘录

《幼科推拿秘诀》："按弦走搓摩，此法治积聚屡试屡验，此法为开积痰积气痞疾之要法也。"

《按摩经》："按弦走搓摩，动气化痰多……"

《小儿推拿方脉活婴秘旨全书》："按弦走搓摩动气，最化痰涎……"

《厘正按摩要术》："按弦走搓摩法：法治痰滞……

11. 二龙戏珠法

操作 医者以左手持患儿手，使掌心向上，前臂伸直，右手食指、中指自患儿总筋处起，以指头交互向前按之，直至曲池为一遍。按20～30遍（图4-1-34）。

作用 性温，镇惊定搐、调和气血。

主治 寒热不和，四肢抽搐，惊厥等。

文献摘录

《小儿推拿方脉活婴秘旨全书》："二龙戏珠，利结止搐之猛将……"

《按摩经》："二龙戏珠法，温和可用也。"

《幼科推拿秘书》："二龙戏珠：此止小儿四肢掣跳之良法也。其法性温……"

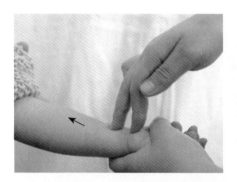
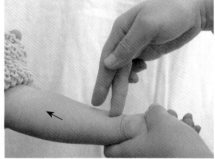
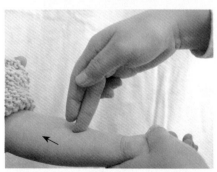
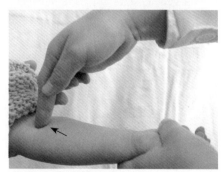

图4-1-34　二龙戏珠法

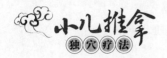

12. 苍龙摆尾法

操作 医者用左手托患儿肘，右手拿患儿食指、中指、无名指、小指，左右摇动如摆尾之状。摇 20 ~ 30 次（图 4-1-35）。

作用 退热、开胸、通便。

主治 发热，烦躁不安。

文献摘录

《小儿推拿广意》："苍龙摆尾……此法能退热开胸。"

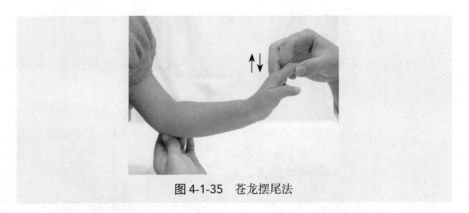

图 4-1-35　苍龙摆尾法

13. 龙入虎口法

操作 医者左手托患儿掌背，右手叉入虎口，用大拇指或推，或按揉患儿板门处（图 4-1-36）。

作用 性温，退热，止吐。

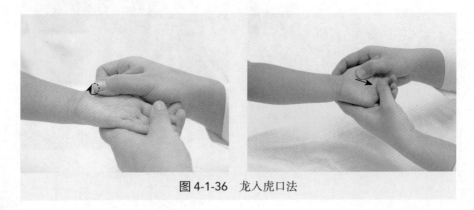

图 4-1-36　龙入虎口法

主治 发热、呕吐。

文献摘录

《按摩经》："板门穴，往外推之，退热、除百病；往内推之，治四肢掣跳。用医之大拇指，名曰龙入虎口……"

14. 猿猴摘果法

操作 医者以两手食指、中指夹住患儿两耳尖向上提 10～20 次，再握两耳垂向下扯 10～20 次，如猿猴摘果之状（图 4-1-37）。

作用 性温、定惊悸、除寒积。

主治 食积，寒痰，疟疾。

文献摘录

《按摩经》："……猿猴摘果势，化痰能动气。"

《小儿推拿方脉活婴秘旨全书》："……猿猴摘果法，祛痰截疟之先锋。"

《幼科推拿秘书》："猿猴摘果：此剿疟疾，并除犬吠人喝之症良法也，亦能治寒气，除痰退热。"

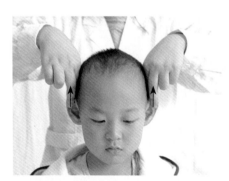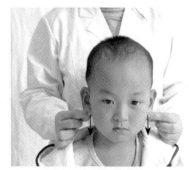

图 4-1-37　猿猴摘果法

15. 赤凤摇头法

操作 医者用左手拿患儿肘，右手拿患儿中指上下摇之，如赤凤点头之状，摇 20～30 次（图 4-1-38）。

作用 消膨胀、定喘息、通关顺气、补血宁心。

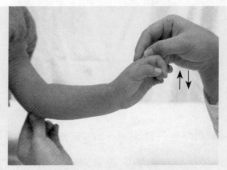

图 4-1-38　赤风摇头法

主治 心悸，失眠，喘息等。

文献摘录

《按摩经》："赤风摇头助气长……"

《小儿推拿方脉活婴秘旨全书》："赤风摇头治木麻……"

《小儿推拿方脉活婴秘旨全书》："赤风摇头：此法……补脾、和血也（中指属心、色赤，故也）。"

《幼科推拿秘书》："赤风摇头，此消膨胀、舒喘之良法也。通关顺气，不拘寒热，必用之功。"

《万育仙书》："赤风摇头：和气血、主治惊……"

《厘正按摩要术》："赤风摇头法：法治寒热均宜，能通关顺气。"

16. 凤凰展翅法

操作 医者以两手食指、中指固定患儿的腕部，同时以拇指掐患儿精宁、威灵二穴，上下摇动如凤凰展翅状。摇 20 ~ 50 次（图 4-1-39）。

作用 性温，舒喘胀、除噎、定惊。

主治 呃逆，寒症，寒喘，暴亡、惊悸。

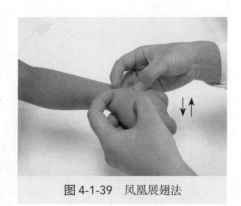

图 4-1-39　凤凰展翅法

文献摘录

《小儿推拿广意》："凤凰展翅：此法性温，治凉。"

17. 凤凰单展翅法

操作 医者左手拿捏患儿腕部内、外一窝风处，右手拿捏内、外劳宫摇动（图4-1-40）。

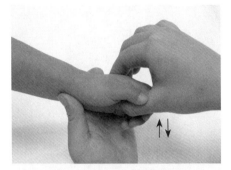

图4-1-40 凤凰单展翅法

作用 性温，顺气和血。

主治 虚热，寒痰。

文献摘录

《按摩经》："凤凰单展翅，虚浮热能除……"

《幼科推拿秘书》："凤凰单展翅：此打噎能消之良法也。亦能舒喘胀，其性温，治凉法……除虚气虚热俱妙。"

《保赤推拿法》："凤凰单展翅法：治一切寒症。"

《万育仙书》："凤凰单展翅：化痰顺气，虚热能除。"

18. 双凤展翅法

操作 医者用双手食、中两指夹患儿两耳，向上提3次后，再掐眉心、太阳、听会、牙关、人中等穴（图4-1-41）。

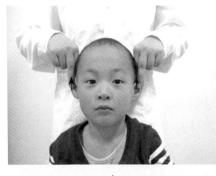

A

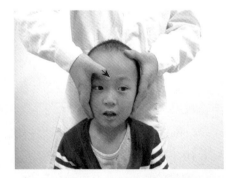

B

图4-1-41 双凤展翅法
A. 提耳尖；B. 掐眉心

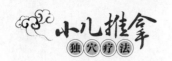

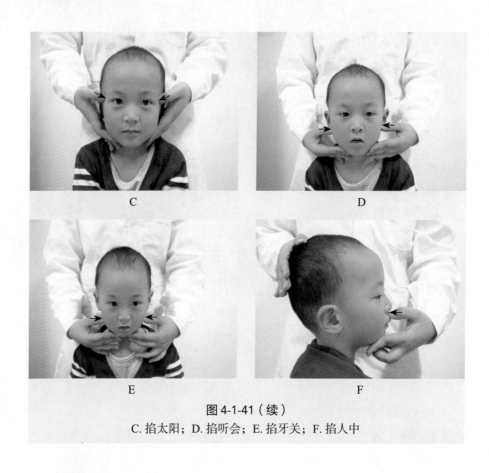

图 4-1-41（续）
C. 掐太阳；D. 掐听会；E. 掐牙关；F. 掐人中

（作用）性温，温肺经。

（主治）风寒咳嗽。

（文献摘录）

《小儿推拿广意》："双凤展翅：医用两手中食指捏儿两耳往上三提毕，次捏承浆，又次捏颊车及听会、太阴、太阳、眉心、人中完。"

《厘正按摩要术》："双凤展翅法：治肺经受寒……"

19. 天门入虎口法

（操作）医者用大拇指面自大指根经虎口推向食指命关处（图 4-1-42）。

（又法）医者用大拇指面自食指命关处推向虎口。

（作用）顺气生血、健脾消食。

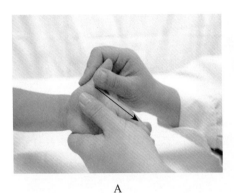 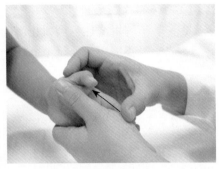

A　　　　　　　　　　　　　B

图 4-1-42　天门入虎口法
A. 天门入虎口法；B. 天门入虎口又法

主治　气血不和，脾胃虚弱。

文献摘录

《万育仙书》："天门入虎口：生血顺气……"

《厘正按摩要术》："天门入虎口法：法主健脾消食。"

20. 老汉扳罾法

操作　医者左手大指掐住患儿大指根处，右手掐捏脾经穴并摇动患儿大指（图 4-1-43）。

作用　健脾消食。

主治　食积，痞块。

文献摘录

《按摩经》："老汉扳罾：以一手掐大指根骨，一手掐脾经摇之，治痞块也。"

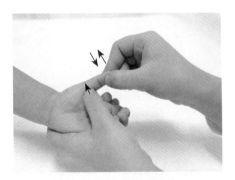

图 4-1-43　老汉扳罾法

《保赤推拿法》："老汉扳罾法：能消食治痞。"

21. 运土入水法

操作　医者用大指外侧缘，自患儿大指端脾经穴，沿患儿掌边缘运至

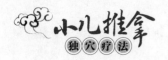

小指端肾水处（图4-1-44）。

（作用）清脾胃湿热、利尿止泻、滋肾。

（主治）新病、实证，因湿热内蕴而致的小腹胀满，小便频数、赤涩，泄泻、痢疾等。

（文献摘录）

《按摩经》："运土入水……肾水频数无统用之，又治小便赤涩。"

《小儿推拿广意》："运土入水，丹田作胀、眼睁，为土盛水枯，运以滋之，大便结甚效。"

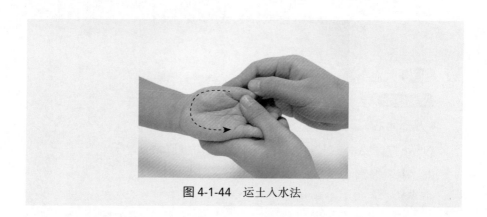

图 4-1-44　运土入水法

22. 运水入土法

（操作）医者用大指外侧缘，自患儿小指端肾水处，运至大指端脾经穴（图4-1-45）。

（作用）健脾助运、润燥通便。

（主治）脾胃虚弱而致的完谷不化、疳积、便秘等症。

（文献摘录）

《小儿推拿方脉活婴秘旨全书》："运水入土：能治脾土虚弱、

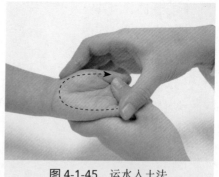

图 4-1-45　运水入土法

小便赤涩。"

《按摩经》："运水入土……脾土太旺，水火不能既济，用之，盖治脾土虚弱。"

《小儿推拿广意》："运水入土，身弱肚起青筋，为水盛土枯，推以润之。"

23. 揉脐及龟尾并擦七节骨法

（操作）先另患儿仰卧，医者一手揉脐，另一手揉龟尾。揉毕再另患儿俯卧，自龟尾推至七节骨为补，反之为泻。操作 100～300 次（图 4-1-46）。

（作用）调理肠腑、止泻导滞。

（主治）治疗泄泻、痢疾、便秘等症。治赤白痢疾，必先泻后补，首先去大肠热毒，然后方可用补。

（文献摘录）

《幼科推拿秘书》："揉脐及龟尾并擦七节骨（此法治痢疾水泻，神效），此治泻痢之良法也。"

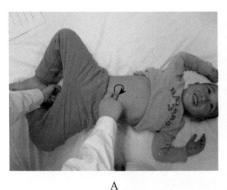
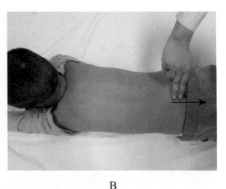

A   B

图 4-1-46　揉脐及龟尾并擦七节骨法
A. 揉脐及龟尾；B. 擦七节骨

24. 开璇玑

（操作）①医者用两拇指指端从璇玑穴（胸骨正中，平第一肋骨上缘）沿肋间隙向两旁分推，自上而下操作至鸠尾穴（在上腹部，剑胸结合下 1

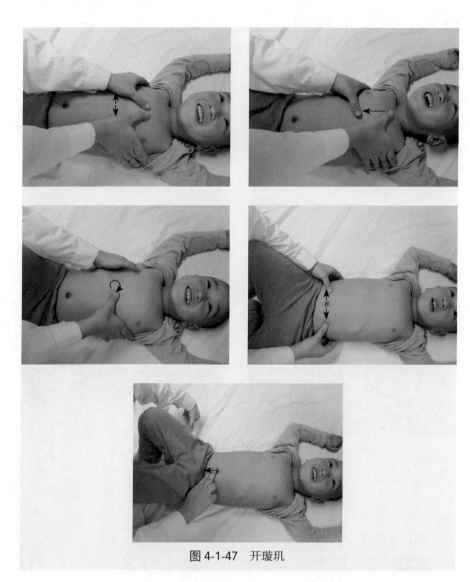

寸，前正中线上）；②然后从璇玑穴直推至鸠尾穴；③再从鸠尾穴向下直推至脐部；④从脐中间向两旁分推；⑤最后从脐中直推至小腹耻骨联合上缘（图4-1-47）。（本方法包括：分推璇玑、分推膻中、直推中脘、推摩神阙、直推小腹等操作方法）

图4-1-47　开璇玑

作用 宣通气机，宣肺止咳化痰，消食化滞，降上、中二焦之气。

主治 治疗痰闭胸闷，喘息气急，咳痰不畅，食积、腹痛、脘腹胀满、呕吐腹泻，发热，神昏抽搐等实热病证。

文献摘录

《幼科集要》："开璇玑，璇玑者，胸中，腹中，膻中，气海穴是也。凡小儿气促胸高，风寒痰闭，夹食腹痛，呕吐泄泻，发热抽搐，昏迷不醒，一切危险急症，置儿于密室中，解开衣带，不可当风……"

25. 按肩井法（即总收法）

操作 医者以左手中指，掐按患儿肩井穴，再以右手紧拿患儿食指及无名指，使患儿上肢伸直摇之。摇20～30次（图4-1-48）。

作用 能通行一身之气血。

主治 诸症推毕，均宜此法收之。

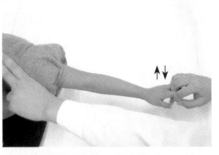

图4-1-48 按肩井法

文献摘录

《幼科推拿秘书》："总收法，诸症推毕，以此法收之，久病更宜用此，永不犯。其法以我左手食指，掐按儿肩井陷中，乃肩膊眼也，又以我右手紧拿小儿食指无名指，伸摇如数，病不复发矣。"

复式手法视频汇总

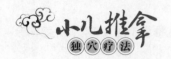

第二节 小儿推拿要求

一、小儿推拿治疗的操作顺序

小儿推拿常用穴位多为特定穴，穴位多分布在头面部及两肘关节以下，所以小儿推拿手法操作在一般情况下，按照先头面部穴位，次上肢部，再胸腹、腰背部，最后下肢部穴位的顺序进行。也可按照先主穴后配穴的顺序操作。对于强刺激的手法，一般放在最后操作，以免孩子不配合，影响治疗进程及治疗效果。在实际临床应用中，也可根据孩子病情轻重，灵活选择推拿手法操作顺序。

二、小儿推拿治疗的补泻

四明陈氏《小儿按摩经》为现存最早的推拿专著，该书认为按摩治疗小儿疾病是"以手代针之神术也，亦分补泻"，提示我们在推拿操作时，为保证临床疗效，一定要注重手法的补泻，不可乱推。以下是临床中常用的小儿推拿补泻方法：

1. 轻重补泻

轻重是指医者在患儿体表穴位上操作时用力的大小。轻手法治疗为补，重手法治疗为泻。

《幼科推拿秘书》云："本缓标急重与轻，虚实参乎病证，初生轻指点穴，二三用力方凭，五七十岁推渐深，医家次第审明。"所以我们在治疗的时候，要根据患儿年龄大小、病证的虚实、部位的深浅、本缓标急等灵活运用。如肌肉单薄、病变部位浅、虚证患儿宜用轻手法；肌肉丰厚、病变部位深、实证患儿可用较重手法。

2. 快慢补泻

快慢是指医者运用手法在患儿体表穴位上操作的速度，即频率。快手法治疗为泻，慢手法治疗为补。《幼科推拿秘书》有言："急摩为泻，缓摩为补。"如用推三关、揉外劳等快而有力的手法治疗，重在发散外邪，用于风寒表实证，为泻法；用摩中脘、揉脐等慢而轻柔的手法治疗，重在温阳益气，用于虚证，为补法。

3. 方向补泻

方向补泻，常用于小儿特定穴中，主要用于手部穴位和腹部穴位。

手部特定穴位补泻：一般而言，在手部穴位上做向心性方向直推为补；离心性方向直推为泻。如心经、肝经、肺经、脾经、大肠、小肠等穴，向心性（从指尖向指根）方向直推为补；离心性（从指根向指尖）方向直推为泻，肾经相反。《推拿仙术》有言："脾土有推补之说，以医人用左手大指二指拿患者大指巅……屈其指而推，故曰补，取进食之意。"《小儿推拿方脉活婴秘旨全书》亦云："脾土曲补直为清。"《推拿三字经》记载："补脾方，内推补（曲指向内推为补，脾者土也，能生万物，无积不能泻也），外泻详（直指向外推为泻，来回为清补）……"以上说明了手部穴位操作方向，并举例脾经穴的操作为向心性（从指尖向指根）方向直推为补，离心性（从指根向指尖）方向直推为泻。

腹部穴位补泻：在小儿腹部操作，如摩腹、揉脐时，向左（逆时针）摩、揉为补，向右（顺时针）摩、揉为泻。诚如《幼科推拿秘书》言："左转补兮右转泻。"

4. 次数补泻

次数补泻是指医者运用手法在穴位上操作次数的多少，是衡量手法补泻的有效治疗量。适当的次数能使疾病很快痊愈，次数少则起不到治疗作用，次数过多也无益，甚至有害。一般而言，次数多、时间长而轻柔的手法治疗为补法，次数少、时间短而较重的手法为泻法。一般一岁左右的患儿，一个穴位推拿300次左右，根据年龄和病情酌情加减。《推拿三字经》

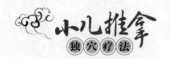

言："大三万，小三千，婴三百，加减良。"《保赤推拿法》云："儿之大者，病之重也，用几千次，少则几百次。"《幼科推拿秘书》记载："一岁三百，不可拘也。"均说明推拿次数不要拘泥于一定的定数，临床治疗过程中应根据疾病的实际情况，对于推拿次数灵活加减。推拿上百次的手法，一般是指推法、揉法、摩法、运法而言；刺激性较强的手法，如掐法、捏法、拿法等，一般 3 ~ 5 次即可。

5. 经络补泻

经络补泻，又称迎随补泻或顺逆补泻，是指随（顺）其经络走行方向操作为补；迎（逆）其经络走行方向操作为泻。《灵枢·终始篇》曰："泻者迎之，补者随之，知迎知随，气可令和。"《难经本义》云："迎随之法，补泻之道也。迎者，迎而夺之；随者，随而济之。"也指出顺经络操作为补，逆经络操作为泻。

6. 得气补泻

得气补泻，又称推拿感应补泻。得气是指施术过程中患儿所表现出的自我感觉。较小的孩子不会说话，对自我感受的表达不清楚，推拿时要注意观察孩子的反应，若小手有躲避的现象，或轻微的哭闹，这是因为孩子可能有"酸、麻、胀、痛、重"的感觉，因此出现上述现象，可以理解为得气。一般而言，得气明显者为泻，得气轻微者为补。

7. 平补平泻

平补平泻，是指患儿虚实不明显时，或平素小儿保健时常用的一种方法。此法常用于手部穴位和腹部穴位。

手部穴位平补平泻：指医者用推法在患儿手穴来回推之的一种操作方法。如清补大肠，清补脾等。

腹部穴位平补平泻：指医者用摩法在患儿腹、脐部穴位顺时针或逆时针各摩、揉半数的一种操作方法。如：顺时针、逆时针各摩腹半数，或左右各揉脐半数。

以上推拿补泻七法，在临床运用时，首先要准确辨证，再根据患儿病证的虚实，综合运用，以达补虚泻实、调和阴阳的目的。

三、小儿推拿介质

在推拿时应用介质，在我国有悠久的历史。《幼科推拿秘书》中记载："春夏汤宜薄荷，秋冬又用木香，咳嗽痰吼加葱姜，麝尤通窍为良，加油少许皮润。"《厘正按摩要术》云："内伤用香麝少许，和水推之，外感用葱姜煎水推之，抑或葱姜香麝并用，入水推之，是摩中之手法最重者，凡用推必蘸汤以施之。"《小儿推拿广意》亦云："……以手指蘸水推之，水多须以手拭之，过于干则有伤皮肤，过于湿难于着实，以干湿得宜为妙。"说明在推拿治疗时不仅要选择适当的介质，还要保证干湿得宜，这样才能保证推拿手法的正常操作，有效提高临床疗效。

在古代，应用各种药物制成膏来作为推拿介质，称为膏摩。葛洪是第一位系统论述膏摩，使膏摩证、法、方、药齐备的医家。所著的《肘后方》记载了葛洪治百病常备膏方，为后世膏摩的发展做出了贡献。《圣济总录》言："可按可摩，时兼而用，通谓之按摩……摩或兼以药，曰按曰摩，适所用也"，"若疗伤寒以白膏摩体，手当千遍，药力乃行，则摩之用药，又不可不知也。"分析了摩法与药物结合应用的重要性。

目前小儿推拿常用的介质及药物有滑石粉、凡士林、按摩乳、葱姜水、生姜汁、薄荷水、冬青膏、正红花油、白脉软膏等。

第三节　小儿推拿注意事项

1. 操作前，医者的指甲要修剪整齐，不可过长，以免操作时划伤患儿肌肤。医者的手要足够温暖，以免寒凉刺激引起患儿不配合。

2. 治疗前要根据病情选择合适的介质。

3. 操作时室内温度要温和适宜，环境应整洁、安静。

4. 患儿要选择舒适、适宜的体位，以免操作时间过长患儿因不适而

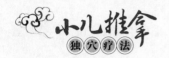

哭闹。

5. 独穴治疗时，注意延长穴位操作时间，时间过短则无法达到治疗目的。

6. 在推拿治疗时，应根据患者的年龄大小，选择合适的推拿力度。

7. 在患儿过饥、过饱、哭闹时，均不适宜推拿治疗。

第四节　小儿推拿治疗八法

根据小儿推拿手法的性质和作用量，结合治疗部位，推拿治疗有汗、通、下、和、温、清、补、散八法，分述如下：

一、汗法

汗法即发汗、发散之义，使病邪从表而解。《内经》有言："邪在皮毛者，汗而发之""体若燔炭，汗出而散。"王冰注："风邪之气，风中于表，则汗而发之"，就是说汗法能解表，开通腠理，有祛风散寒的作用。

汗法大致适用于外感风寒和外感风热两类病证。在施行推拿手法时，外感风寒者，用先轻后重的拿法加强刺激，步步深入，较重的手法，可以促进发汗，达到解表散寒的目的；外感风热者，用轻柔的拿法，疏松腠理，施术时，患儿肌表微汗潮润，邪气自散，疾病自然痊愈。

汗法多用挤压类、摆动类手法。如拿颈项部的风池、风府穴能疏散风邪；按、拿手部的合谷、外关穴可驱一切表邪；一指禅推、按、揉大椎穴可发散风寒，通三阳经气；一指禅推、按、揉风门、肺俞穴可祛风邪，宣肺气。故治疗外感风寒、风热，宜用汗法。

二、通法

通法有祛除病邪壅滞的作用。《素问·血气形志篇》中"形数惊恐，经络不通，病生于不仁，治之以按摩醪药"，指出按摩能治疗经络不通引起的病症。

通法操作时手法要刚柔兼施，多用挤压类、摩擦类的手法。如推、拿、搓四肢能通调经络；拿肩井能通气机、行气血；点、按背俞穴可通畅脏腑气血。《厘正按摩要术》云："按能通血脉"，"按也最能通气"。故治疗经络不通之病，宜用通法。

三、下法（泻法）

泻法一般用于下焦实证。用于实热结滞引起的下腹胀满或胀痛，食积火盛，二便不通等。

泻法操作时手法力量要稍重一些，手法频率由慢逐渐加快。多用挤压类手法。如用一指禅推或摩神阙、天枢两穴，再揉长强，可通腑泻热，治疗食积便秘；用顺时针摩腹可通便而不伤阴，治疗阴虚火旺，津液不足导致的便秘。

四、和法

和者即和解之法，有调和之意。病在半表半里，不宜汗、不宜吐、不宜下时，可用和法予以和解。周于蕃说："揉以和之，可以和气血，活筋络。"说明用和法调和，达到扶正祛邪的目的。

和法操作时应平稳柔和，频率稍缓。多用摇动类、摩擦类手法，以调

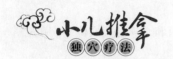

脉气、和经血，用于气血不和，经络不畅引起的肝胃气痛、脾胃不和等证。在临床应用中，和法又可分为和气血、和脾胃、疏肝气三方面。和气血的方法有㨰、一指禅推、按、揉、搓四肢及背部，或用轻柔手法拿肩井等。和脾胃、疏肝气的方法有一指禅推、摩、揉、搓等手法，作用在两胁部的章门、期门，腹部的上脘、中脘，背部的肝俞、脾俞、胃俞等进行治疗。

五、温法

温法适用于虚寒证。《内经》云："寒者温之。"用缓慢柔和而渗透的手法在施术部位进行操作，使能量深入分肉或脏腑组织，以温热祛寒。

温法多用摇动类、摩擦类手法。如按、摩、揉中脘、气海、关元，擦肾俞、命门等有温补肾阳，健脾和胃，扶助正气，散寒止痛的作用。

六、清法

清法是运用刚中有柔的手法，在施术部位进行操作，达到清热除烦的目的。《内经》言："热者清之。"因热病的症状极其复杂，在治疗时应鉴别在表还是在里，若病在里者还应辨别是属气分热还是血分热，是实热还是虚火，然后再针对不同情况，采取相应手法。病在表者应清热解表；病在里且属气分热者当清气分之邪热，属血分者当清热凉血；实则清泻实热，虚则滋阴清火。

清法一般用摩擦类手法。气分实热者轻推督脉（自大椎至长强）；血分实热者重推督脉（自大椎至长强）。

七、补法

补，即滋补。《内经》云："虚则补之。"补气血津液之不足，脏腑功能之衰弱。《素问·调经论篇》言："按摩勿释，着针勿斥，移气于不足，神气乃得复。"说明用按摩之法可以补气，来治疗因气不足而导致的疾病，使精神得复。

补法操作时手法轻柔，不宜过重。

八、散法

散有消散、疏散之义。《内经》云："坚者消之，结者散之。"推拿散法的主要作用是"摩而散之，消而化之"，能使结聚流通，不论有形还是无形的积滞，都可用散法。

散法操作时要轻快柔和，多用摆动类、摩擦类手法。如轻柔的一指禅推、摩可治疗气郁胀满；一指禅推、摩、揉、搓，操作时频率由慢转快，可治疗有形的凝滞积聚。

第五节　小儿推拿穴位

一、头面部

1. 攒竹（天门）

定位 两眉中间至前发际成一条直线（图4-5-1）。

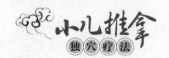

操作 两拇指自下而上交替直推，称开天门。

作用 疏风解表、开窍醒脑、镇惊安神。

主治 发热、头痛、感冒、精神萎靡、惊惕不安等。

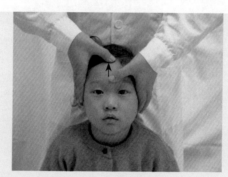

图 4-5-1 攒竹（天门）

2. 坎宫（眉宫）

定位 自眉头起，沿眉向眉梢成一横线（图 4-5-2）。

操作 医者先以两拇指端分别轻按鱼腰一下，再自眉头起向眉梢做分推，称推坎宫。

作用 发汗解表、醒脑明目、止头痛。

主治 外感发热、头热无汗、目赤痛、惊风等症。

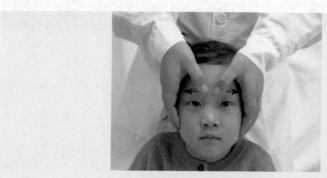

图 4-5-2 坎宫（眉宫）

3. 太阳、太阴

(定位) 眉后凹陷中。有左为太阳，右为太阴之说（图 4-5-3）。

(操作) 两拇指桡侧自前向后直推，称推太阳；用中指端或拇指桡侧揉该穴，称揉太阳或运太阳，向眼方向揉为补，向耳方向揉为泻。

(作用) 疏风解表、清热、明目、止头痛。

(主治) 发热、头痛、惊风、目赤痛。推太阳主要用于外感发热，外感发热、表实头痛用泻法，外感表虚、内伤头痛用补法。

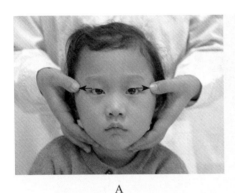
A

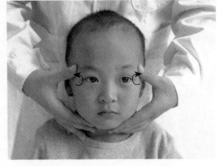
B

图 4-5-3　太阳、太阴
A.推太阳、太阴；B.运太阳、太阴

4. 耳后高骨

(定位) 耳后入发际，乳突后缘高骨下凹陷中（图 4-5-4）。

(操作) 两拇指或中指端揉或运，称揉或运耳后高骨。

(作用) 疏风解表、镇静安神。

(主治) 感冒、头痛、惊风、痰涎、烦躁不安等症。

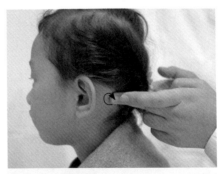
图 4-5-4　耳后高骨

以上开天门、推坎宫、运太阳、运耳后高骨，称为四大手法，为感冒的基础方。

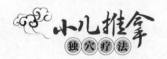
5. 天柱骨

定位 颈后发际正中至大椎穴成一直线（图 4-5-5）。

操作 拇指或食中指自上而下直推，称推天柱骨；或用汤匙边蘸水自上而下刮，称刮天柱，刮至皮下轻度淤血即可。

作用 降逆止呕、祛风散寒。

主治 呕恶、项强、发热、惊风、咽痛等。

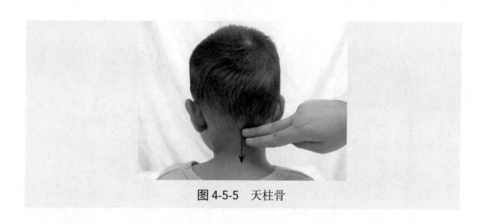

图 4-5-5　天柱骨

6. 百会

定位 在头部，前发际正中直上 5 寸，或两耳尖连线的中点（图 4-5-6）。

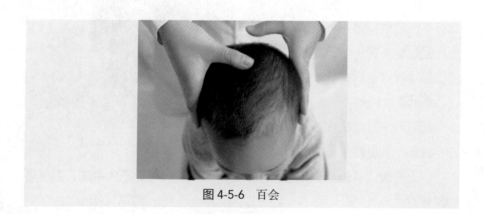

图 4-5-6　百会

（操作）一手扶患儿头部，另一手拇指端按揉该穴，称按百会或揉百会。本穴可用灸法。

（作用）安神镇惊、升阳举陷、止头痛、开窍明目。

（主治）头痛、惊风、目眩、惊痫、脱肛、遗尿等。

7. 囟门

（定位）前发际正中直上 2 寸，百会前骨陷中（图 4-5-7）。

（操作）医者以两手扶患儿头，两拇指自前发际向该穴轮换推之（囟门未闭合时，仅推至边缘），称推囟门；拇指端轻揉本穴称揉囟门。

（作用）镇惊安神，通窍。

（主治）头痛、惊风、神昏、烦躁、鼻塞、衄血等。正常前囟在出生后 12 ~ 18 个月之间才闭合，故临床操作时要注意。

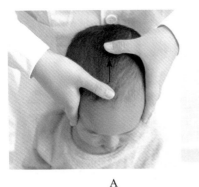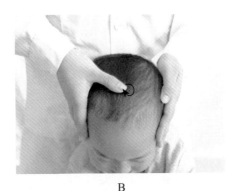

A   B

图 4-5-7　囟门
A. 推囟门；B. 揉囟门

8. 曲差

（定位）在头部，当前发际正中直上 0.5 寸，旁开 1.5 寸，即神庭与头维连线的内 1/3 与中 2/3 交点处（图 4-5-8）。

（操作）两手扶患儿头，以两拇指螺纹面揉之。

（作用）祛风通络，开窍明目。

（主治）头痛目眩、鼻塞、鼻衄、结膜炎、眼肌痉挛。

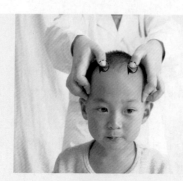

图 4-5-8　曲差

9. 山根

定位 两目内眦之中，鼻梁上低洼处（图 4-5-9）。

操作 拇指甲掐之，称掐山根。

作用 开关窍、醒目、定神。本穴可作为望诊用，山根脉络青色为痛为惊，蓝色为喘为咳，赤灰色一团为赤白痢疾，青黑之纹为病久，或缠绵难愈之疾。

主治 惊风、抽搐。

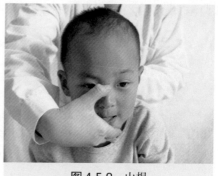

图 4-5-9　山根

10. 准头（素髎）

定位 鼻尖中央（图 4-5-10）。

操作 拇指甲或食指甲掐之，继以揉之，称掐准头。

作用 开窍醒神，解表散结。

主治 惊风、抽搐、窒息、外感、鼻塞不通等。

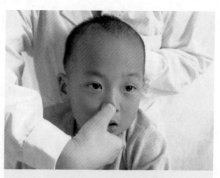

图 4-5-10　准头（素髎）

11. 人中

（定位）人中沟正中线上 1/3 与下 2/3 交界处（图 4-5-11）。

（操作）拇指甲掐，称掐人中。

（作用）开窍醒神。

（主治）惊风、抽搐、昏厥、窒息等症。主要用于急救。

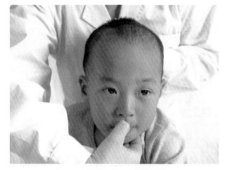

图 4-5-11　人中

12. 鼻通（上迎香）

（定位）面部，鼻翼软骨与鼻甲的交界处，近鼻唇沟上端处（图 4-5-12）。

（操作）食中二指按揉之，称揉鼻通。

（作用）祛风通窍。

（主治）鼻塞、鼻渊、迎风流泪。

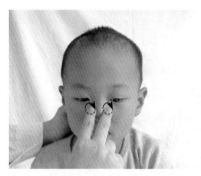

图 4-5-12　鼻通（上迎香）

13. 迎香

（定位）鼻翼外缘中点旁开 0.5 寸，当鼻唇沟中（图 4-5-13）。

（操作）食中二指按揉之，称揉迎香。

（作用）宣肺气、通鼻窍。

（主治）鼻塞不通、鼻流清涕、口眼歪斜、急、慢性鼻炎等。

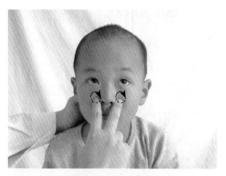

图 4-5-13　迎香

14. 牙关（颊车）

定位 耳垂下 1 寸，下颌骨凹陷中（图 4-5-14）。

操作 两手中指端按、揉之，称按牙关、揉牙关。

作用 疏风、开窍、止痛。

主治 牙关紧闭（按牙关）；口眼歪斜、牙痛、颊肿（揉牙关）。

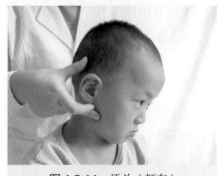

图 4-5-14 牙关（颊车）

15. 承浆

定位 在面部，当颏唇沟正中凹陷处（图 4-5-15）。

操作 食指或拇指甲掐之，继以揉之，称掐承浆。

作用 祛风、开窍、安神镇惊。

主治 惊风、抽搐、口眼歪斜、面瘫、齿龈肿痛、三叉神经痛、暴哑不语、中暑等症。

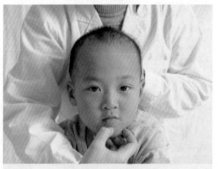

图 4-5-15 承浆

16. 风池

定位 在项部，当枕骨之下，与风府相平，胸锁乳突肌与斜方肌上端之间的凹陷处（图 4-5-16）。

操作 用拇指、食指按揉本穴，称揉风池；或拿之，称拿风池。

作用 发汗解表、祛风散寒。

主治 感冒头痛、发热无汗、颈项强痛等症。表虚不宜用。

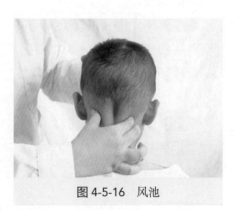

图 4-5-16 风池

17. 桥弓

定位 在颈两侧，沿胸锁乳突肌成一直线（图 4-5-17）。

操作 用拇指或食、中、无名指揉；用拇、食两指提拿，或用食中无名三指摩。

作用 舒筋活血、化瘀、通经活络、软坚散结。

主治 斜颈、项强、高血压（成人）。

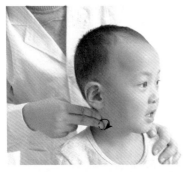
A

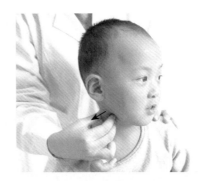
B

图 4-5-17　桥弓
A. 揉桥弓；B. 提拿桥弓

18. 耳门

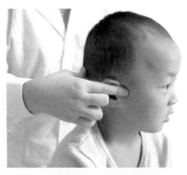

图 4-5-18　耳门

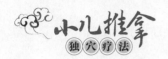

定位 在耳区，耳屏上切迹之前方，张口凹陷处，属手少阳三焦经（图 4-5-18）。

操作 用拇指或食、中、无名指按揉之，称按揉耳门穴。

作用 安神镇惊，通络聪耳。

主治 惊风；耳聋、耳鸣、聤耳；齿痛。

头面部穴位操作视频汇总

二、上肢部

1. 脾经

定位 拇指桡侧，指尖至指根成一直线或拇指末节螺纹面（图 4-5-19）。

操作 将患儿拇指微屈，沿拇指桡侧缘自指尖推向指根，为补脾经；伸直患儿拇指，沿拇指桡侧缘自指根推向指尖，为清脾经；循拇指桡侧缘，来回直推，为清补脾经。

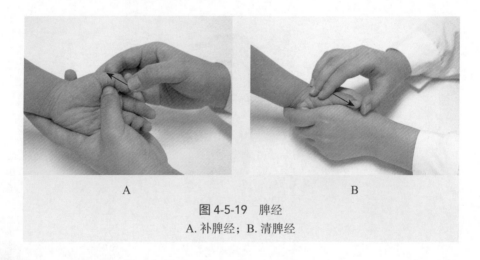

图 4-5-19 脾经
A. 补脾经；B. 清脾经

作用 健脾胃、补气血；清湿热，消食积，化痰涎。

主治 腹泻、便秘、痢疾、食欲不振、消化不良、伤食、黄疸等。小儿"脾常不足"，不宜攻伐太过，故多用补法，体壮邪实者方可用清法。

2. 肝经

定位 食指末节螺纹面（图4-5-20）。

操作 向指根方向直推，为补肝经；向指尖方向直推，为清肝经或平肝经。

作用 平肝泻火、解郁除烦、镇惊息风等。

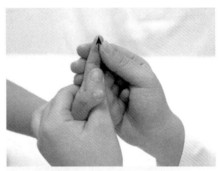

图4-5-20　（清）肝经

主治 烦躁不安、惊风、目赤、口苦咽干、五心烦热等。肝经宜清不宜补，故肝虚时需补后加清或者以补肾经代之，称为滋肾养肝之法。

3. 心经

定位 中指末节螺纹面（图4-5-21）。

操作 向指根方向直推，为补心经；向指尖方向直推，为清心经。

作用 清热退心火；补益心血，养心安神。

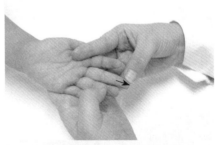

图4-5-21　（清）心经

主治 五心烦热、小便赤涩、高热神昏、口舌生疮；心血不足、惊惕不安等。心经宜清不宜补，恐动心火，需补时可补后加清，或以补脾经代之，清心经可用清天河水代之。

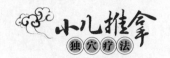

4. 肺经

定位 无名指末节螺纹面（图 4-5-22）。

操作 向指根方向直推，为补肺经；向指尖方向直推，为清肺经。

作用 补益肺气；宣肺清热、疏风解表、化痰止咳。

主治 感冒、发热、咳嗽、胸闷、气喘、虚汗等。

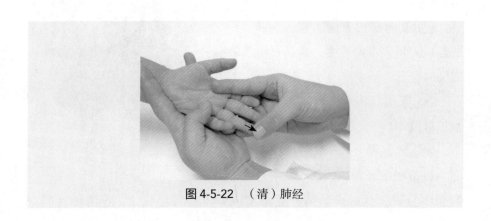

图 4-5-22 （清）肺经

5. 肾经

定位 小指末节螺纹面（图 4-5-23）。

操作 向指根方向直推，为清肾经；向指尖方向直推，为补肾经。

作用 温肾壮阳、温养下元，强壮筋骨，清热利尿。

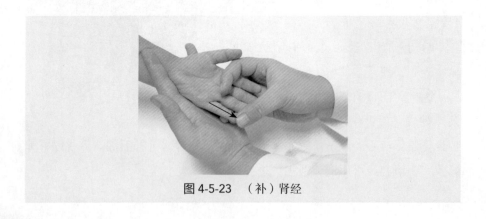

图 4-5-23 （补）肾经

主治 先天不足、久病体虚、五更泄泻、遗尿、咳嗽、喘息、膀胱湿热、小便淋浊刺痛等。

小结：脾经、肝经、心经、肺经、肾经，也称五经，临床上有用推五经法治疗外感发热的，尤对 6 个月以内的婴儿，效果较好。

操作 将患儿仰掌，五指收拢，医者拇指放在患儿掌背，另四指并拢向指端做推法，称推五经。

6. 大肠

定位 食指桡侧缘，自食指尖至虎口成一直线（图 4-5-24）。

操作 从食指尖直推向虎口为补，称补大肠；从虎口推向食指尖为清大肠；来回推之为清补大肠。

作用 调理肠道，止寒热泻痢，退肝胆之火，通便。

主治 腹泻、便秘、脱肛、痢疾。

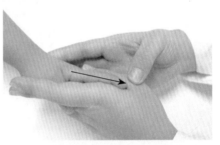

图 4-5-24　（清）大肠

7. 小肠

定位 小指尺侧边缘，自指尖至指根成一直线（图 4-5-25）。

操作 从指尖直推向指根，称补小肠；从指根推向指尖，称清小肠。

作用 滋阴补虚，清利下焦湿热，泌别清浊。

主治 小便赤涩、水泻、遗尿、尿闭、口舌生疮等。

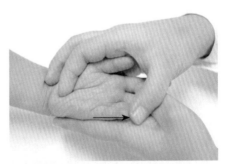

图 4-5-25　（清）小肠

8. 肾顶

定位 小指顶端（图 4-5-26）。

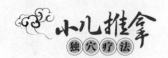

操作 以中指或拇指端按揉，称揉肾顶。

作用 收敛元气，固表止汗。

主治 自汗、盗汗、解颅等。本穴为止汗要穴。

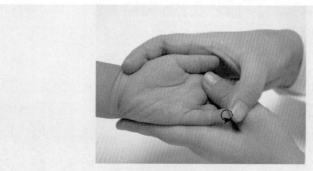

图 4-5-26　肾顶

9. 肾纹

定位 手掌面，小指第二指间关节横纹处（图 4-5-27）。

操作 中指或拇指端按揉，称揉肾纹。

作用 祛风明目、散结热。

主治 目赤、鹅口疮、热毒内陷等。

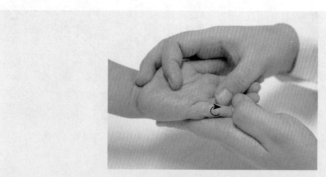

图 4-5-27　肾纹

10. 四横纹

定位 在手掌面，食、中、无名、小指第一指间关节横纹处（图4-5-28）。

操作 拇指甲依次掐揉，称掐、揉四横纹；四指并拢左右推之，称推四横纹。

作用 退热除烦、消胀散结、调和气血。

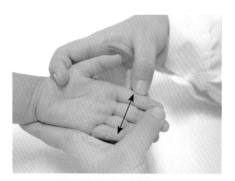

图 4-5-28 四横纹

主治 疳积、腹胀、腹痛、气血不和、消化不良、惊风、气喘等。

11. 小横纹

定位 在手掌面，食、中、无名、小指掌指关节横纹处（图4-5-29）。

操作 以拇指甲掐之，继以揉之，称掐小横纹；拇指桡侧来回推之，称推小横纹。

作用 退热、散结、消胀。

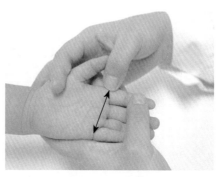

图 4-5-29 小横纹

主治 腹胀、口唇破裂、口疮、发热、烦躁。推小横纹配合揉二马治疗肺部干性啰音，有一定疗效。

12. 掌小横纹

定位 掌面小指根下，尺侧掌纹头（图4-5-30）。

操作 中指或拇指端按揉之，称揉掌小横纹。

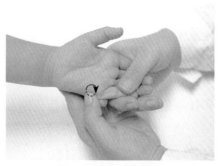

图 4-5-30 掌小横纹

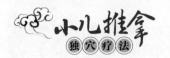

作用 清热散结、宽胸宣肺、化痰止咳。

主治 流涎、口舌生疮、肺炎、百日咳及一切痰壅喘咳。揉掌小横纹配合揉二马治疗肺部湿性啰音，有一定疗效。

13. 胃经

定位 大鱼际桡侧，赤白肉际处（图4-5-31）。

操作 用拇指或食中二指自掌根推向拇指根，称清胃经；反之为补，称补胃经。

作用 清中焦湿热，和胃降逆，泻胃火，除烦止渴；健脾胃，助运化。

主治 恶心呕吐、食欲不振、烦渴善饥、口臭、吐血衄血等。

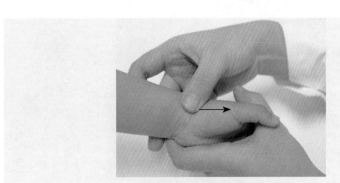

图4-5-31 （清）胃经

14. 板门

定位 手掌大鱼际平面（图4-5-32）。

操作 拇指或食指指端揉之，称揉板门或运板门；以拇指桡侧自拇指根推向腕横纹，称板门推向横纹；反之，称为横纹推向板门。

作用 健脾和胃、消食化滞，

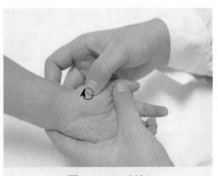

图4-5-32 板门

运达上下之气；横纹推向板门，可止呕；板门推向横纹，可止泻。

主治 食欲不振、食积、腹胀、呕吐、泄泻、嗳气等。

15. 内劳宫

定位 掌心中，屈指时中指、无名指之间（图 4-5-33）。

操作 用拇指甲掐揉之，称掐揉内劳宫；用拇指端做运法，称运内劳宫。

作用 清热除烦，息风凉血。

主治 发热、烦渴、口疮、便血、齿龈糜烂，虚热抽搐等症。

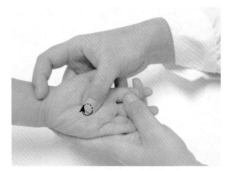

图 4-5-33　内劳宫

16. 总筋

定位 在掌后腕横纹中点（图 4-5-34）。

操作 以拇指或中指端揉之，称揉总筋；以拇指甲掐之，称掐总筋。

作用 清心热，止痉，通调周身气机。

主治 口舌生疮，潮热，夜啼，牙痛，惊风抽搐等症。

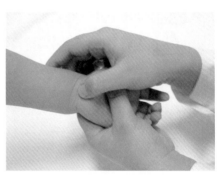

图 4-5-34　总筋

17. 大横纹（手阴阳）

定位 仰掌，掌后横纹。近拇指端称阳池，近小指端称阴池（图 4-5-35）。

操作 医者用两拇指自掌后横纹中点（总筋）向两旁分推，称分推大横纹，又称分手阴阳；自两旁（阴池、阳池）向总筋合推，称合阴阳。

作用 平衡阴阳，调和气血，行滞消食，行痰散结。

主治 寒热往来，腹泻，呕吐，食积，身热不退，烦躁不安，惊风，抽搐，痰涎壅盛，胸闷，喘嗽等症。

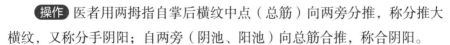

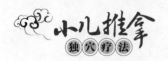
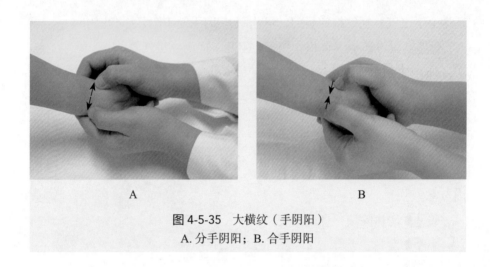

图 4-5-35 大横纹（手阴阳）
A. 分手阴阳；B. 合手阴阳

18. 小天心

（定位）在掌根，大小鱼际交接之凹陷中（图 4-5-36）。

（操作）以拇指或中指端揉之，称揉小天心；以拇指甲掐之，称掐小天心；以中指尖或屈曲的指间关节捣，称捣小天心。

（作用）清热，镇惊，利尿，明目。

（主治）惊风，抽搐，夜啼不安，小便赤涩，目赤肿痛，口舌生疮，目斜视等症。

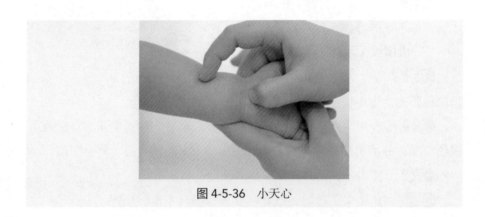

图 4-5-36 小天心

19. 内八卦

定位 以掌中心为圆心，从圆心至中指根横纹约2/3处为半径，画一圆圈，八卦穴即在此圆圈上（对小天心者为坎，对中指者为离，在拇指侧离至坎半圆的中点为震，在小指侧半圆的中点为兑），共八个方位，即乾、坎、艮、震、巽、离、坤、兑（图4-5-37）。

操作 用拇指面自乾向坎运至兑为一遍，在运至离时轻轻而过，称顺运八卦，又称运八卦。若从兑卦运至乾卦，称为逆运八卦。此外，尚有分运八卦，如乾震顺运：自乾经坎、艮掐运至震；巽兑顺运：自巽经离、坤掐运至兑；离乾顺运：自离经坤、兑掐运至乾；坤坎顺运：自坤经兑、乾掐运至坎；坎巽顺运：自坎经艮、震掐运至巽；巽坎逆运：自巽经震、艮掐运至坎；艮离顺运：自艮经震、巽掐运至离；水火既济：自坎至离、自离至坎来回推运；揉艮宫：用指腹在艮宫揉运。

作用 顺运八卦可宽胸理气，止咳化痰，行滞消食；逆运八卦可降气平喘。乾震顺运能安魂；巽兑顺运能定魂；离乾顺运能止咳；坤坎顺运能清热；坎巽顺运能止泻；巽兑逆运能止呕；艮离顺运能发汗；揉艮宫能健脾消食。

主治 胸闷，咳嗽，气喘，呕吐，泄泻，腹胀，食欲不振，呃逆，发热，恶寒，惊惕不安等症。

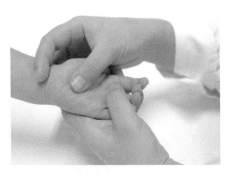

图4-5-37　内八卦

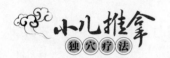

20. 老龙

定位 在中指甲后 1 分许（图 4-5-38）。

操作 医者以拇指甲掐之，称掐老龙。

作用 开窍醒神。

主治 急惊暴死，昏迷不醒，高热抽搐等症。

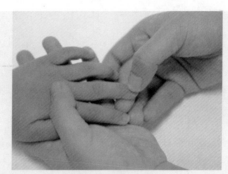

图 4-5-38　老龙

21. 十宣

定位 在手十指尖端，距指甲游离缘 0.1 寸，左右共十穴（图 4-5-39）。

操作 以拇指甲依次掐之，称掐十宣。

作用 清热，醒神，开窍。

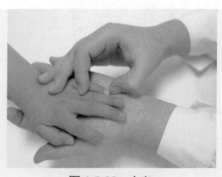

图 4-5-39　十宣

主治 高热惊风，抽搐，昏厥，烦躁不安，两目上视，神呆等症。

22. 二扇门

定位 在手背中指本节两旁凹陷中（图 4-5-40）。

操作 医者用两拇指端或食、中指端揉之，称为揉二扇门；以两拇指甲掐之，继以揉之，称掐二扇门。

作用 发汗透表，退热平喘。

主治 伤风，感冒，发热无汗，痰喘气粗，急惊风，口眼歪斜等症。

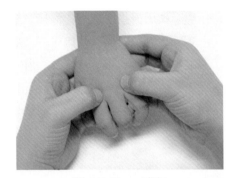

图 4-5-40　二扇门

23. 二马（上马、二人上马）

定位 在手背无名指及小指掌指关节后陷中（图 4-5-41）。

操作 医者以拇指甲掐之，继以揉之，称掐二人上马；以拇指或中指揉之，称揉上马。

作用 补肾滋阴，顺气散结，利水通淋。

主治 小便赤涩，腹痛，淋证，脱肛，遗尿，消化不良，喘促，牙痛等症。

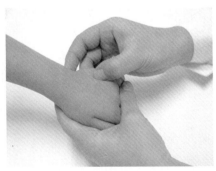

图 4-5-41　二马（上马、二人上马）

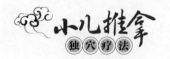

24. 五指节

定位 掌背五指第一指间关节（图4-5-42）。

操作 用拇指甲掐之，称掐五指节；用拇、食指揉之，称揉五指节。

作用 安神镇惊，祛风化痰，通窍。

主治 惊风，咳嗽风痰，吐涎，惊惕不安，口眼歪斜等症。

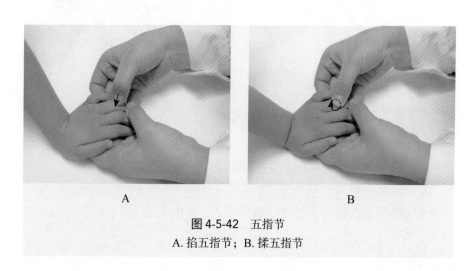

图4-5-42 五指节
A.掐五指节；B.揉五指节

25. 外劳宫

定位 在手背中，与内劳宫相对处（图4-5-43）。

操作 医者用中指端揉之，称揉外劳宫；用拇指甲掐之，称掐外劳宫。

作用 温阳散寒，升阳举陷，发汗解表。

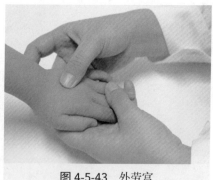

图4-5-43 外劳宫

主治 腹痛肠鸣，泄泻，痢疾，遗尿，脱肛，咳嗽，气喘，风寒感冒，鼻塞流涕等症。我根据多年临床经验得出，本穴对于寒湿泻的治疗效果显著。

26. 精宁

定位 在手背第四、五掌骨歧缝中（图4-5-44）。

操作 以拇指掐揉之，称掐揉精宁。

作用 行气，破结，化痰。

主治 痰食积聚，气吼痰喘，干呕，疳积，惊厥等症。

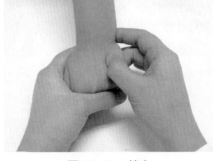

图4-5-44　精宁

27. 威灵

定位 在手背，外劳宫旁，第二、三掌骨交缝处（图4-5-45）。

操作 医者以拇指甲掐之，继以揉之，称掐威灵。

作用 开窍，醒神，镇惊。

主治 急惊暴死，昏迷不醒，头痛等。

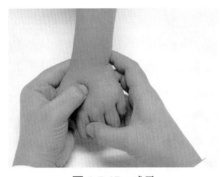

图4-5-45　威灵

28. 左端正

定位 在中指桡侧，指甲根旁1分许（图4-5-46）。

操作 以拇指甲掐之或揉之，称掐左端正或揉左端正。

作用 升提中气，止泻痢。

主治 痢疾，霍乱，水泻，眼右斜视。

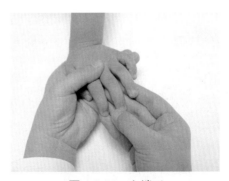

图4-5-46　左端正

29. 右端正

定位 中指尺侧,指甲根旁1分许(图4-5-47)。

操作 以拇指甲掐之或揉之,称掐右端正或揉右端正。

作用 止呕吐,降逆,止血。

主治 鼻出血,呕吐,眼左斜视。

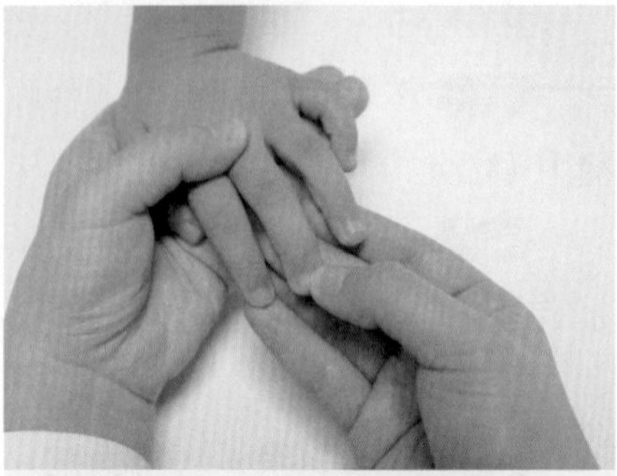

图4-5-47　右端正

30. 合谷

定位 在手背第一、二掌骨之间,当第二掌骨桡侧的中点处(图4-5-48)。

操作 医者先以左手握住患儿之左手,使其手掌侧置,桡侧在上,再以右手食、中二指固定患儿之腕部,然后用拇指甲掐之,继以揉之,称掐揉合谷。

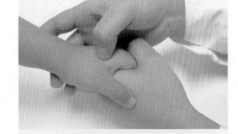

图4-5-48　合谷

作用 清热,通络,止痛。

主治 发热无汗,头痛,项强,面瘫,目赤肿痛,齿痛,咽喉痛,腹痛,口眼歪斜,口疮,口噤不开及上肢桡侧病症。

31. 外八卦

定位 掌背外劳宫周围,与内八卦相对处(图4-5-49)。

操作 以拇指做顺时针方向掐运,称运外八卦。

作用 宽胸理气,通滞散结。

主治 胸闷,腹胀,便秘等。

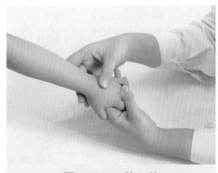

图4-5-49　外八卦

32. 少商

定位 在拇指桡侧缘，距指甲角约 0.1 寸（图 4-5-50）。

操作 用拇指甲重掐之，称掐少商。

作用 清热利咽，开窍。

主治 发热，咽喉肿痛，昏迷，窒息，心烦，咳嗽，癫狂等。

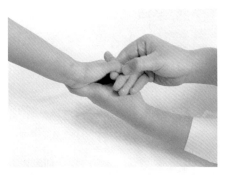

图 4-5-50　少商

33. 商阳

定位 在手食指桡侧缘，距指甲角约 0.1 寸，为手阳明大肠经的井穴（图 4-5-51）。

操作 用拇指甲重掐之，称掐商阳。

作用 清热利咽。

主治 发热，咽喉肿痛，耳鸣耳聋，面肿，口干，喘咳等症。

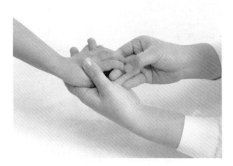

4-5-51　商阳

34. 中冲

定位 在手中指末节尖端中央，为手厥阴心包经之井穴（图 4-5-52）。

操作 用拇指甲重掐之，称掐中冲。

作用 清热，通络，开窍。

主治 发热烦闷，口疮，弄舌，心痛，中暑，昏迷，小儿夜啼等症。

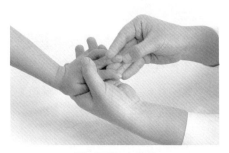

图 4-5-52　中冲

35. 关冲

定位 在无名指尺侧端，距指甲角后约0.1寸，为手少阳三焦经井穴（图4-5-53）。

操作 用拇指甲重掐之，称掐关冲。

作用 清热，止头痛，利咽喉。

主治 发热，头痛，目赤，喉痹，语言不利，口干，食少等症。

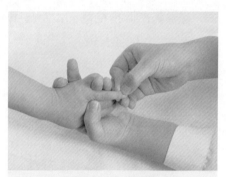

图4-5-53　关冲

36. 少泽

定位 在小指尺侧，距指甲角约0.1寸处，是手太阳小肠经的井穴（图4-5-54）。

操作 用拇指甲重掐之，称掐少泽。

作用 退热，止惊，通络。

主治 身热无汗，头痛，喉痹，乳痈，口疮，木舌，重舌，耳鸣，耳聋，昏迷等症。

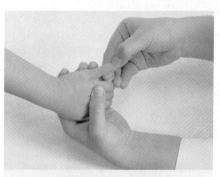

图4-5-54　少泽

37. 一窝风

定位 在手背腕横纹中央之凹陷处（图4-5-55）。

操作 以中指或拇指端按揉之，称揉一窝风。

作用 温中行气，宣通表里，止痹痛，利关节。

主治 腹痛，伤风感冒，急慢惊风，关节屈伸不利。

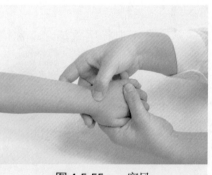

图4-5-55　一窝风

38. 膊阳池（支沟）

（定位）在手背一窝风之后3寸（图4-5-56）。

（操作）以拇指甲掐之，继以揉之，称掐膊阳池；或以中指端揉之，称揉膊阳池。

（作用）疏风解表，通利二便。

（主治）大便秘结，小便赤涩，感冒头痛。

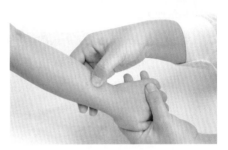

图4-5-56　膊阳池

39. 曲池

（定位）屈肘，在肘窝桡侧横纹头至肱骨外上髁中点，手阳明大肠经的合穴（图4-5-57）。

（操作）以拇指甲掐之，继以揉之，称掐揉曲池。

（作用）解表退热，利咽。

（主治）热病，咽喉肿痛，上肢痿软，抽掣，咳喘，嗳气，腹痛，呕吐，泄泻等症。

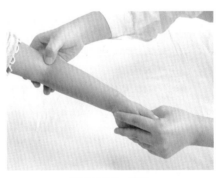

图4-5-57　曲池

40. 洪池

（定位）肘关节内侧，肘横纹中点（图4-5-58）。

（操作）医者以一手拇指按于穴位上，一手拿其四指摇之，称按摇洪池。

（作用）调和气血，通调经络。

（主治）气血不和，关节痹痛等症。

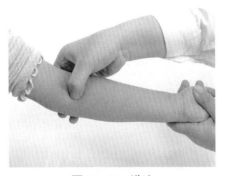

图4-5-58　洪池

41. 抖肘

定位 在肘关节，鹰嘴突处（图 4-5-59）。

操作 医者以左手拇、食、中三指托患儿抖肘，以右手拇、食二指叉入虎口，同时用中指按小鱼际中点（天门穴），然后屈患儿之手，上下摇之，称摇抖肘。

作用 通络活血，顺气生血，化痰。

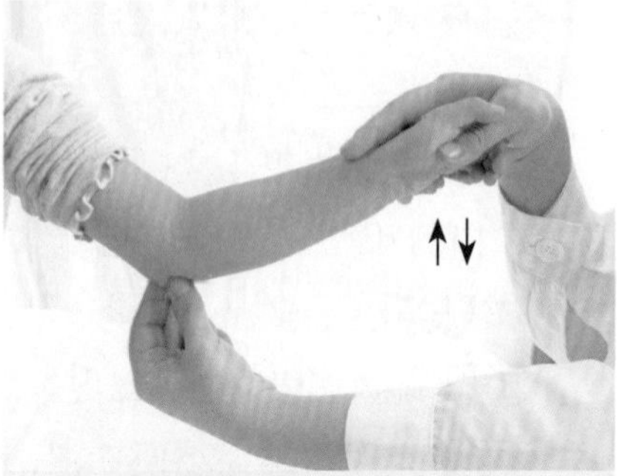
图 4-5-59　抖肘

主治 气血不和，痹痛，痞块，痰嗽，急惊等。

42. 拇腮

定位 在拇指背，距指甲根中点约 1 分许（图 4-5-60）。

操作 以拇指甲掐之，或以拇指端揉之，称掐拇腮或揉拇腮。

作用 降逆止呕。

主治 恶心，呕吐。

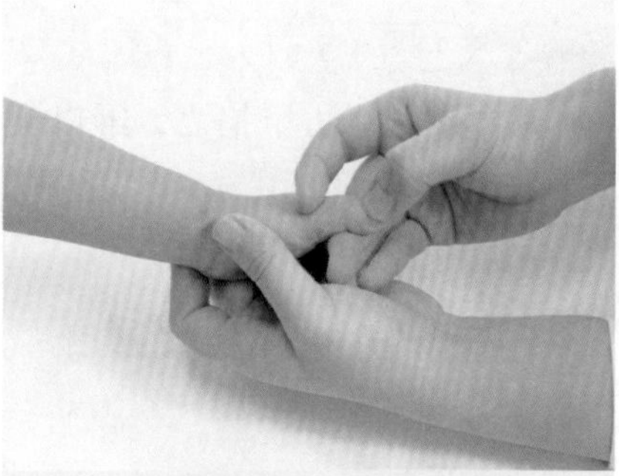
图 4-5-60　拇腮

43. 皮罢（肝记）

定位 拇指尺侧，大指甲根旁约 1 分许（图 4-5-61）。

操作 以大指甲重掐之，继以揉之，称掐皮罢。

作用 降气平喘，醒神。

主治 哮喘，神迷等症。

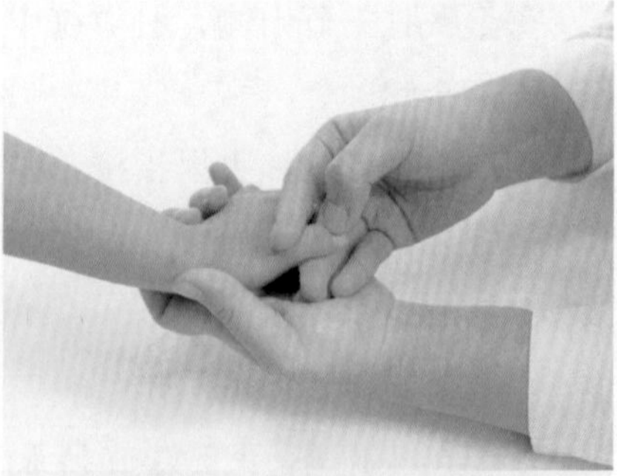
图 4-5-61　皮罢（肝记）

44. 后溪

（定位）轻握拳，第五掌指关节后外侧横纹尽头（图 4-5-62）。

（操作）以指端揉之。

（作用）利小便。

（主治）小便赤涩不利。

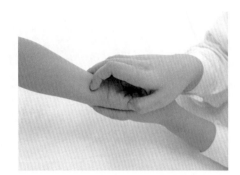

图 4-5-62 后溪

45. 甘载

（定位）在手背合谷后，第一、二掌骨交接处凹陷中（图 4-5-63）。

（操作）以拇指端掐之，继以揉之，称掐甘载。

（作用）开窍醒神。

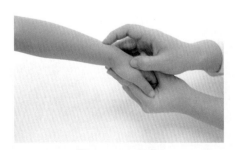

图 4-5-63 甘载

主治 昏迷，惊风，抽搐。

应用：本穴主要用于急救，多与掐人中、掐十宣等合用。

46. 三关

定位 前臂桡侧，腕横纹至肘横纹成一直线（图 4-5-64）。

操作 用食中二指并拢，自桡侧腕横纹起推至肘横纹处，称推三关。

作用 温阳散寒，益气活血。

主治 腹痛腹泻，畏寒，四肢乏力，病后体虚，斑疹，疹出不透及风寒感冒等一切虚、寒病症。

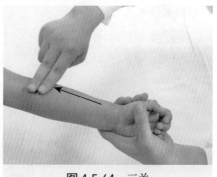

图 4-5-64　三关

47. 天河水

定位 在前臂内侧正中，自腕横纹至肘横纹成一直线（图 4-5-65）。

操作 用食、中二指指腹，从腕横纹起，推至肘横纹，称清天河水；自内劳宫推至肘横纹，称大推天河水。

作用 清热解表，泻心火，除烦躁，润燥结。

主治 一切热症。外感发热，内热，潮热，烦躁不安，口渴，弄舌，惊风，口舌生疮，咳嗽，痰喘，咽痛等症。

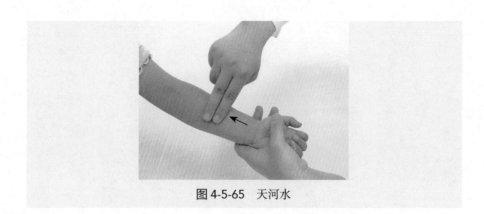

图 4-5-65　天河水

48. 六腑

定位 在前臂尺侧，自肘关节至掌根成一直线（图 4-5-66）。

操作 以食、中二指指腹，自肘关节推至掌根，称退六腑。

作用 清热，凉血，解毒。

主治 高热，烦渴，惊风，鹅口疮，木舌，重舌，咽痛，痄腮，大便秘结，热痢，肿毒等一切实热证。

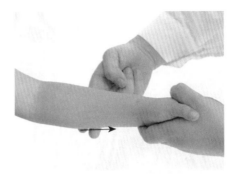

图 4-5-66　六腑

49. 列缺

定位 在前臂，腕掌侧远端横纹上 1.5 寸，拇短伸肌腱与拇长展肌腱之间，拇长展肌腱沟的凹陷中。为手太阴肺经的络穴，八脉交会穴，通任脉（图 4-5-67）。

操作 以拇指端按揉之，为按揉列缺；以拇、食二指拿之，为拿列缺。

作用 宣肺解表，舒筋通络。

主治 感冒，无汗，咳嗽，气喘，咽喉肿痛；头痛，齿痛，项强，口眼㖞斜；惊风。

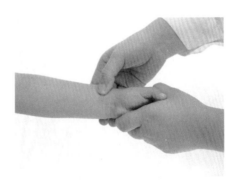

图 4-5-67　列缺

上肢部穴位操作视频汇总

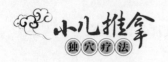

三、胸腹部

1. 天突

定位 在胸骨上窝正中（图 4-5-68）。

操作 用中指端按或揉，称按天突或揉大突；用两手拇、食指捏挤天突穴，至皮下瘀血成红紫色为止。

作用 理气化痰，降逆止呕，止咳平喘。

主治 痰涎气急，咳喘胸闷，恶心呕吐，噎膈，咽痛等症。

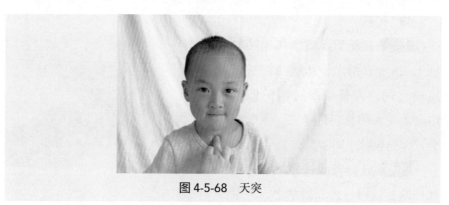

图 4-5-68　天突

2. 膻中

定位 在胸部，当前正中线上，平第四肋间，两乳头连线的中点（图 4-5-69）。

操作 医者以两拇指端自穴中向两旁分推至乳头，称为分推膻中；用中指端揉之，称为揉膻中。用食指、中指自胸骨切迹向下推至剑突，名推膻中。

作用 宽胸理气，宣肺止咳化痰。

主治 胸闷，痰喘咳嗽，恶心呕吐，呃逆，嗳气等。

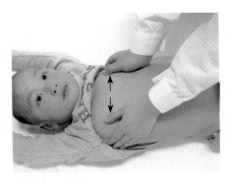

A

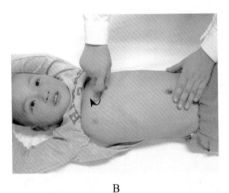

B

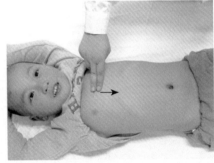

C

图 4-5-69 膻中
A. 分推膻中；B. 揉膻中；C. 推膻中

3. 乳旁

定位 乳头外侧旁开0.2寸（图4-5-70）。

操作 医者以两手四指扶患儿之两胁，再以两拇指于穴位上揉之，称为揉乳旁。

作用 理气，化痰，止咳。

主治 胸闷，咳嗽，痰鸣，呕吐。

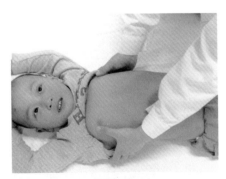

4-5-70 乳旁

4. 乳根

定位 乳头直下 0.2 寸, 平第五肋间隙 (图 4-5-71)。

操作 医者用两手食指或中指端揉之, 称揉乳根。

作用 宣肺理气, 化痰止咳。

主治 咳嗽, 胸闷, 痰鸣等。

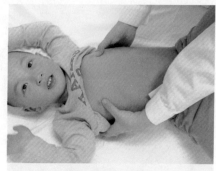

图 4-5-71 乳根

5. 中脘

定位 位于前正中线上, 脐上 4 寸处 (图 4-5-72)。

操作 用食、中指端或掌根按揉, 称揉中脘; 用掌心或四指摩, 称摩

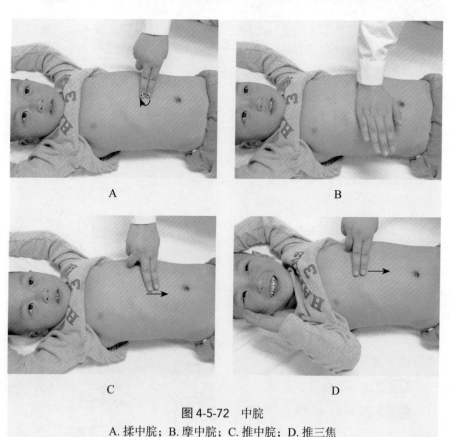

图 4-5-72 中脘
A. 揉中脘; B. 摩中脘; C. 推中脘; D. 推三焦

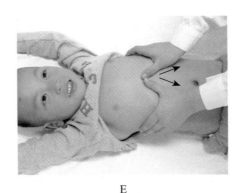

E

图 4-5-72（续）

E. 分推腹阴阳

中脘；自中脘向上直推至喉下或自喉往下推至中脘，称推中脘，又称推胃脘；自中脘推向鸠尾处，称"推三焦"；若沿季胁处做分推法，称分推腹阴阳。

作用 健脾和胃，消食和中。

主治 胃脘痛，腹痛，腹胀，食积，呕吐，泄泻，食欲不振，嗳气等。

6. 腹

定位 在腹部（图 4-5-73）。

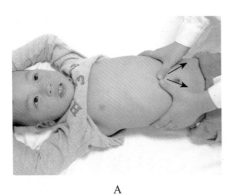

A

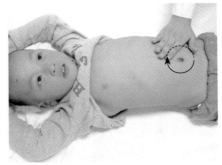

B

图 4-5-73 腹

A. 分腹阴阳；B. 摩腹

操作 患儿取仰卧或坐位，医者用两拇指端沿肋弓角边缘或自中脘至脐，向两旁分推，称分腹阴阳；用掌面或四指摩之，称摩腹。逆时针摩为补，顺时针摩为泻，往返摩之为平补平泻。

作用 消食化滞，降逆止呕，健脾止泻，通便。

主治 腹痛，腹胀，食积，消化不良，恶心，呕吐，厌食、疳积、便秘等。

7. 胁肋

定位 从腋下两胁至天枢处（图4-5-74）。

操作 患儿取坐位，医者两手掌自患儿两腋下搓摩至天枢处，称为搓摩胁肋，又称按弦走搓摩。

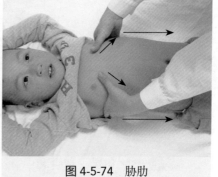

作用 顺气化痰，除胸闷，消积聚。

图 4-5-74　胁肋

主治 胸闷，腹胀，食积，痰喘气急，疳积，胁痛，肝脾肿大等症。

8. 天枢

定位 脐旁2寸，左右各一，属足阳明胃经（图4-5-75）。

操作 医者用食、中指端揉之，称揉天枢。

作用 疏调大肠，理气消滞，化痰止嗽。

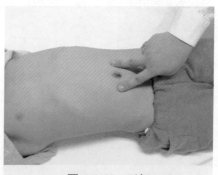

主治 腹胀，腹痛，腹泻，痢疾，便秘，食积不化，咳嗽等。

图 4-5-75　天枢

9. 脐（神阙）

定位 位于肚脐，属任脉（图4-5-76）。

操作 医者用中指端或掌根揉，称揉脐；用掌根或指摩之，称摩脐，逆时针摩或揉为补，顺时针摩或揉为泻，往返摩或揉之为平补平泻。

作用 温阳散寒，补益气血，健脾和胃，消食导滞。

主治 腹泻，便秘，腹胀，腹痛，呕吐，消化不良，厌食，痢疾，脱肛，疳积等症。

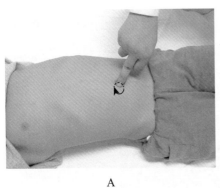
A

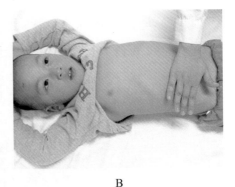
B

图 4-5-76　脐（神阙）
A. 揉脐；B. 摩脐

10. 丹田

定位 小腹部脐下 2.5 寸处（图 4-5-77）。

操作 医者用掌摩之，称摩丹田；用拇指或中指端揉之，称揉丹田；用指端按之，称按丹田。

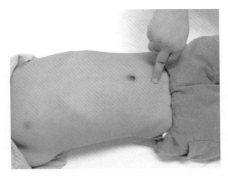

图 4-5-77　丹田

作用 培肾固本，温补下元，泌别清浊。

主治 小腹胀痛，癃闭，小便短赤，遗尿，脱肛，便秘，疝气，腹泻等症。

11. 肚角

定位 脐下 2 寸，旁开 2 寸两大筋（图 4-5-78）。

操作 患儿仰卧，医者用拇、食、中三指向深处拿之，称拿肚角，操作时向偏内上方做一推一拉、一紧一松的轻微动作为一次。

作用 健脾和胃，理气消滞，止腹痛。

主治 腹痛，腹泻，腹胀，痢疾，便秘。

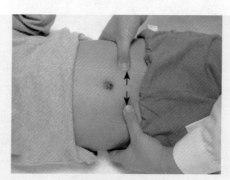

图 4-5-78　肚角

12. 气海

定位 在腹中线，脐下 1.5 寸（图 4-5-79）。

操作 医者用中指或拇指端揉之，称揉气海；以中指或拇指端按之，称按气海。

作用 散寒止痛，引痰下行。

主治 腹痛，腹泻，遗尿，脱肛，疝气，胸膈不利，痰涎壅结

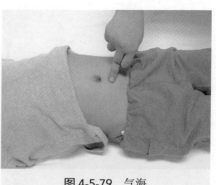

图 4-5-79　气海

不降。

13. 关元

定位 腹正中线，脐下3寸（图4-5-80）。

操作 医者用中指面或掌按揉之，称按揉关元；用艾条灸之，称灸关元。

作用 温肾壮阳，培补元气。

主治 虚寒性腹痛，腹泻，痢疾，遗尿，五迟，五软等。

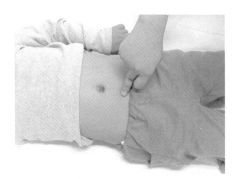

图4-5-80 关元

胸腹部穴位操作视频汇总

四、腰背部

1. 肩井

定位 在大椎与肩峰连线的中点，肩部筋肉处（图4-5-81）。

操作 用拇指与食、中二指对称用力提拿本穴，称拿肩井；用指端按之,称按肩井。

作用 发汗解表,宣通气血。

主治 感冒,发热无汗,颈项强痛,肩痛,上肢痹痛,上肢抬举受限等。

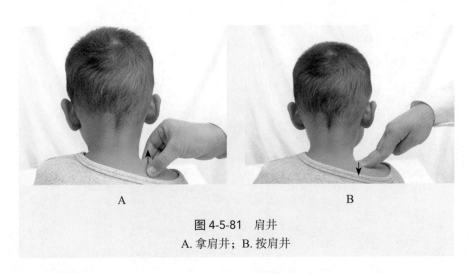

图 4-5-81　肩井
A. 拿肩井；B. 按肩井

2. 大椎

定位 在第七颈椎棘突下（图4-5-82）。

操作 医者用中指或拇指端按或揉,称按大椎或揉大椎。用双手拇指、食指将其周围的皮肤捏起,向其穴挤去,称捏挤大椎；或用屈曲的食中两指蘸水,在穴位上提拧,称拧大椎。

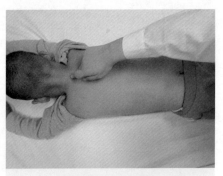

图 4-5-82　大椎

作用 清热解表,通经活络。

主治 发热,感冒,项强,咳嗽,百日咳等。

3. 风门

（定位）第二胸椎棘突下旁开 1.5 寸（图 4-5-83）。

（操作）医者用食、中指端揉之，称揉风门。

（作用）疏风解表，宣肺止咳。

（主治）感冒，咳嗽，气喘，鼻塞，项痛，背腰部疼痛，骨蒸潮热及盗汗等病症。

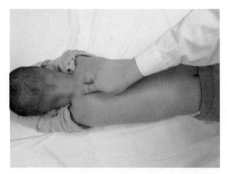

图 4-5-83　风门

4. 肺俞

（定位）第三胸椎棘突下旁开 1.5 寸（图 4-5-84）。

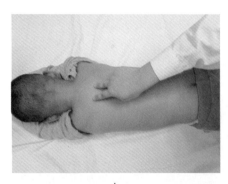

A

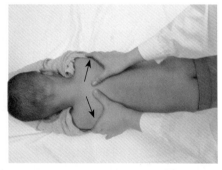

B

图 4-5-84　肺俞
A. 揉肺俞；B. 分推肩胛骨

（操作）医者用食、中指端或两拇指端揉之，称揉肺俞；用两拇指端分别自肩胛骨内缘由上向下做分向推动，称为分推肩胛骨。

（作用）调肺气，补虚损，止咳嗽。

（主治）咳嗽气喘，久咳不愈，痰鸣，胸闷胸痛，发热等。

5. 肝俞

（定位）第九胸椎棘突下旁开 1.5 寸（图 4-5-85）。

（操作）医者用食、中指端或两拇指端揉之，称揉肝俞。

（作用）疏肝明目，解郁利胆。

（主治）目赤，目视不明，夜盲；黄疸，胁痛；抽搐等。

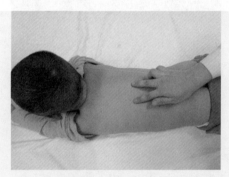

图 4-5-85　肝俞

6. 胆俞

（定位）第十胸椎棘突下旁开 1.5 寸（图 4-5-86）。

（操作）医者用食、中指端或两拇指端揉之，称揉胆俞。

（作用）疏肝利胆，清热理气。

（主治）口苦，呕吐，消化不良；黄疸，胁痛；潮热。

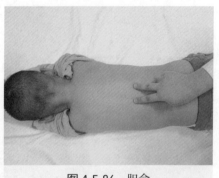

图 4-5-86　胆俞

7. 脾俞

定位 第十一胸椎棘突下旁开 1.5 寸（图 4-5-87）。

操作 医者以食、中指端或两拇指端揉之，称揉脾俞。

作用 健脾和胃，消食祛湿。

主治 呕吐，腹泻，疳积，食欲不振，黄疸，水肿，慢惊，四肢乏力，肌肉消瘦等。

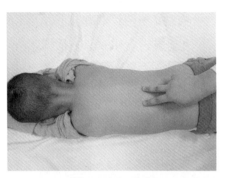

图 4-5-87 脾俞

8. 胃俞

定位 第十二胸椎棘突下旁开 1.5 寸（图 4-5-88）。

操作 医者以食、中指端或两拇指端揉之，称揉胃俞；用指端按之，称按胃俞。

作用 和胃健脾，理中降逆。

主治 胃脘疼痛，呕吐，腹胀，慢性腹泻，消化不良等症。

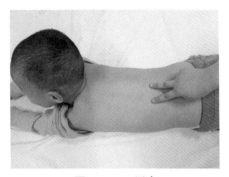

图 4-5-88 胃俞

9. 肾俞

定位 第二腰椎棘突下旁开 1.5 寸（图 4-5-89）。

操作 以食、中指端或两拇指端揉之，称揉肾俞。

作用 滋阴壮阳，补益肾元。

主治 腹泻，便秘，气喘，遗尿，少腹痛，下肢痿软乏力，慢性腰背痛等。

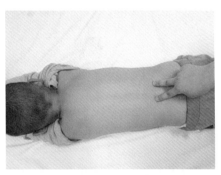

图 4-5-89 肾俞

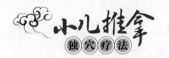

10. 大肠俞

定位 第四腰椎棘突下旁开 1.5 寸（图 4-5-90）。

操作 医者用食、中指端或两拇指端揉之，称揉大肠俞。

作用 调理肠腑，通利腰背。

主治 腹胀，泄泻，便秘，痢疾。

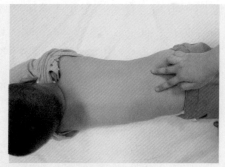

图 4-5-90 大肠俞

11. 小肠俞

定位 平第一骶后孔旁开 1.5 寸（图 4-5-91）。

操作 医者用食、中指端或两拇指端揉之，称揉小肠俞。

作用 通调肠腑，清热利湿。

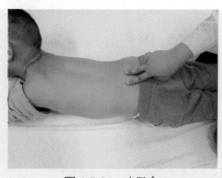

图 4-5-91 小肠俞

主治 遗尿；腹痛，泄泻，痢疾。

12. 八髎

定位 ①上髎：正对第一骶后孔中；②次髎：正对第二骶后孔中；③中髎：正对第三骶后孔中；④下髎：正对第四骶后孔中。包括四穴，每穴各二，合称八髎穴（图4-5-92）。

操作 医者用小鱼际擦之，称擦八髎。

作用 清热利湿，调理下焦，温通下元。

主治 小便不利，遗尿，泄泻。

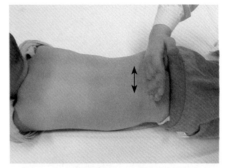

图 4-5-92　八髎

13. 腰俞（腰眼）

定位 第四腰椎棘突下旁开 3.5 寸（即腰眼）凹陷中（图 4-5-93）。

操作 以食、中指端或两拇指端揉之，称揉腰俞。

作用 通经活络。

主治 腰痛，下肢瘫痪。

说明：此穴在小儿推拿古医籍中称腰俞，实际上是经外奇穴腰眼，古医籍中称该穴在第三、四腰椎棘突之间。

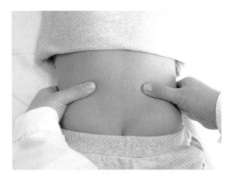

图 4-5-93　腰俞（腰眼）

14. 命门

定位 第二腰椎棘突下凹陷中，后正中线上（图 4-5-94）。

操作 以食、中指端或两拇指端揉之，称揉命门；以小鱼际擦之，称擦命门。

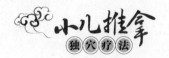

作用 固精壮阳，培元补肾。

主治 遗尿，尿频；泄泻。

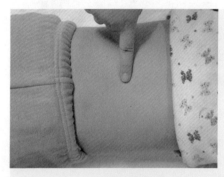
A

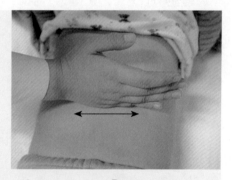
B

图4-5-94　命门
A.揉命门；B.擦命门

15. 腰阳关

定位 第四腰椎棘突下凹陷中，后正中线上（图4-5-95）。

操作 以食、中指端或两拇指端揉之，称揉腰阳关；以小鱼际擦之，称擦腰阳关。

作用 补肾强腰，通经活络。

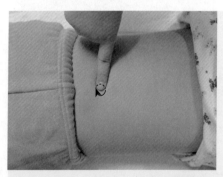
A

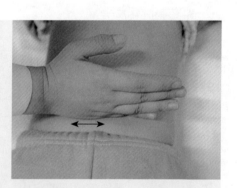
B

图4-5-95　腰阳关
A.揉腰阳关；B.擦腰阳关

主治 下元虚寒，遗尿，尿频，泄泻。

16. 脊柱

定位 大椎至长强成一直线（图 4-5-96）。

操作 医者用食中指腹自上而下做直推法，称为推脊。双手用捏法自下而上称捏挤，每捏三下将背脊提一下，称捏三提一法。捏之前先在背部轻轻按摩几遍，使肌肉放松。

作用 调阴阳，理气血，和脏腑，通经络，培元气，壮身体等。

主治 发热，惊风，夜啼，疳积，腹泻，呕吐，便秘等。

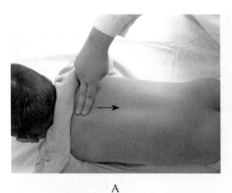
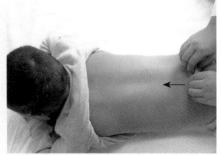

A　　　　　　　　　　　B

图 4-5-96　脊柱
A. 推脊；B. 捏脊

17. 七节骨

定位 在第四腰椎与尾骨端（长强）成一直线（图 4-5-97）。

操作 医者用拇指桡侧面或食、中指腹自下向上推之，称推上七节骨；自上而下推之，称推下七节骨。

作用 温阳止泻，泻热通便。

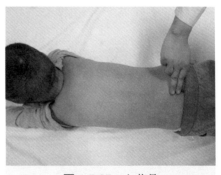

图 4-5-97　七节骨

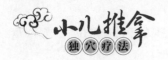

主治 泄泻，便秘，痢疾，脱肛等。

18. 龟尾

定位 位于尾骨端（图 4-5-98）。

操作 医者用中指或拇指端揉之，称揉龟尾。

作用 通调大便。

主治 泄泻，便秘；脱肛，遗尿等症。

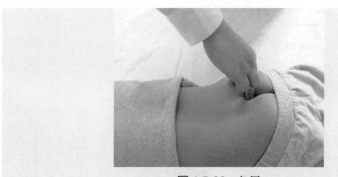

图 4-5-98　龟尾

腰背部穴位操作视频汇总

五、下肢部

1. 箕门

定位 在大腿内侧，膝盖上缘至腹股沟成一直线（图 4-5-99）。

操作 用食、中二指自膝盖内侧上缘推至腹股沟，称推箕门。

作用 利尿，清热。

主治 尿潴留（癃闭），水泻，小便赤涩不利等。

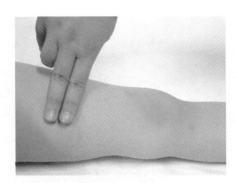

图 4-5-99　箕门

2. 足三里

定位 外侧膝眼下 3 寸，胫骨外侧约一横指处（图 4-5-100）。

操作 以拇指端按揉之，称为揉足三里。

作用 健脾胃，助运化，疏调胃肠功能，强壮身体。

主治 腹胀，腹痛，腹泻，呕吐，食欲不振，下肢痿软等。

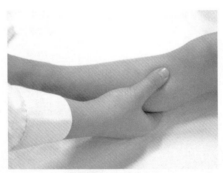

图 4-5-100　足三里

3. 三阴交

定位 内踝尖直上 3 寸（图 4-5-101）。

操作 用拇指端或食指端按揉之，称按揉三阴交。

作用 通经活络，通调水道，健脾利湿。

主治 癃闭，遗尿，小便频数，短赤不利，下肢痹痛，惊风，消化不良等症。

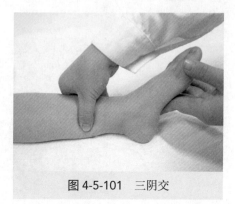

图 4-5-101 三阴交

4. 百虫

定位 膝上内侧。股骨内缘，血海穴上 1 寸处（图 4-5-102）。

操作 以拇指按之，称按百虫；以拇指端揉之，称为揉百虫；拿之，称拿百虫。

作用 通经活络，止抽搐。

主治 四肢抽搐，下肢痿痹不用等。

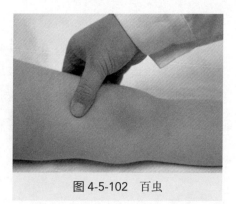

图 4-5-102 百虫

5. 足膀胱

定位 血海上 6 寸处，相当于足太阴脾经上的"箕门"穴（图 4-5-103）。

操作 用拇指和食、中、无名指拿之，称为拿足膀胱。

作用 通利小便。

主治 癃闭。

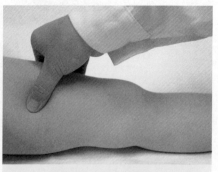

图 4-5-103 足膀胱

6. 膝眼

定位 在膝盖骨之下两旁凹陷中（图 4-5-104）。

操作 以右手拇、食二指相对用力拿之，继以揉之，称拿膝眼；按揉之，称揉膝眼。

作用 止惊，通络。

主治 惊风抽搐，下肢痿软，膝关节疼痛及功能障碍等症。

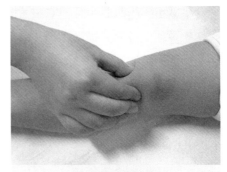

图 4-5-104　膝眼

7. 前承山（条口）

定位 外膝眼下 8 寸（上巨虚下 2 寸），距胫骨前嵴 1 横指处（图 4-5-105）。

操作 以拇指甲掐之或拿之，称为掐前承山或拿前承山；以拇指端揉之，称揉前承山。

作用 息风止惊，舒筋通络。

主治 惊风，下肢抽搐。

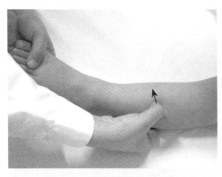

A

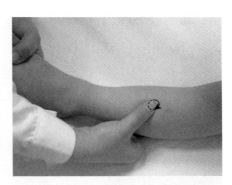

B

图 4-5-105　前承山（条口）
A.掐前承山；B.揉前承山

8. 后承山

定位 腓肠肌肌腹下凹陷中（图 4-5-106）。

操作 以右手拇指拿之，称拿后承山；以拇指端揉之，称揉后承山。

作用 止抽搐，通经络，发汗平喘，催眠。

主治 腿痛转筋，下肢痿软，气喘，不寐。

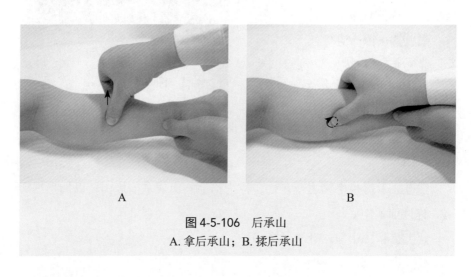

图 4-5-106　后承山
A. 拿后承山；B. 揉后承山

9. 解溪

定位 踝关节前横纹中点，两筋之间凹陷中（图 4-5-107）。

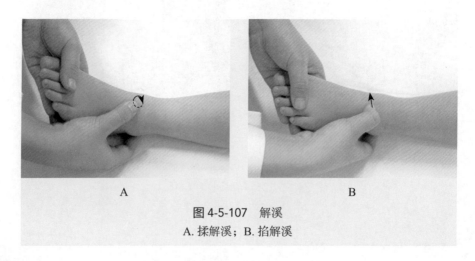

图 4-5-107　解溪
A. 揉解溪；B. 掐解溪

操作 以拇指端揉之，称为揉解溪；以拇指甲掐之，称为掐解溪。

作用 舒筋活络，解痉，止吐泻等。

主治 踝关节伤筋，踝关节屈伸不利，惊风及吐泻等。

10. 大敦

定位 足大趾末节外侧，距趾甲角 0.1 寸（图 4-5-108）。

操作 用拇指甲掐揉，称掐大敦或揉大敦。

作用 解痉息风。

主治 惊风，四肢抽搐等。

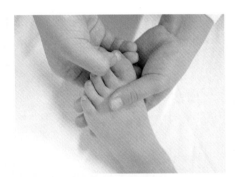

图 4-5-108　大敦

11. 丰隆

定位 外踝尖上 8 寸，胫骨前缘外侧 1.5 寸，胫腓骨之间（图 4-5-109）。

操作 用拇指或中指端揉之，称揉丰隆。

作用 化痰平喘，和胃降逆。

主治 痰鸣气喘，咳嗽，呕吐等。

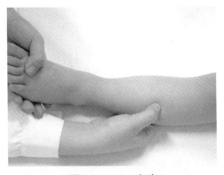

图 4-5-109　丰隆

12. 委中

定位 在腘窝中央，两大筋中间（图4-5-110）。

操作 以拇、食指端提拿钩拨腘窝中筋腱。

作用 止惊，通络。

主治 惊风抽搐，下肢痿软无力，腰背及下肢疼痛等症。

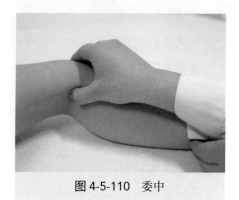

图4-5-110 委中

13. 昆仑

定位 在外踝后缘与跟腱内侧的中间凹陷处（图4-5-111）。

操作 以拇指甲掐之，称掐昆仑；以拇、食指相对用力拿之，称拿昆仑。

作用 解肌通络，止惊。

主治 头痛，项强，惊风，腰痛，足跟痛等。

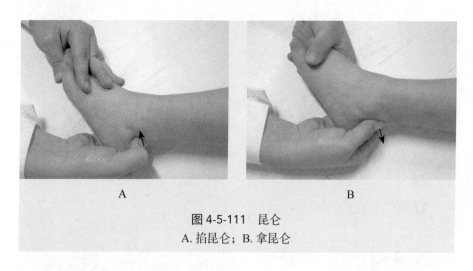

A

B

图4-5-111 昆仑
A.掐昆仑；B.拿昆仑

14. 涌泉

定位 屈趾，足掌心前正中凹陷中（图4-5-112）。

操作 用拇指指腹向大趾方向直推，称推涌泉；用指端揉，称揉涌泉。

作用 滋阴，退热。

主治 发热，呕吐，腹泻，五心烦热。

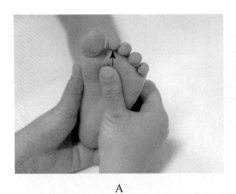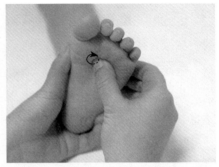

A   B

图 4-5-112 涌泉
A. 推涌泉；B. 揉涌泉

15. 仆参

定位 足跟外踝下凹陷中（图 4-5-113）。

操作 用拿法，称拿仆参；用掐法，称掐仆参。

作用 开窍安神，益肾健骨，舒筋活络。

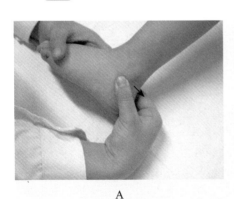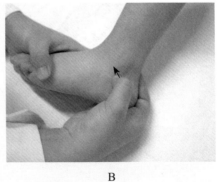

A   B

图 4-5-113 仆参
A. 拿仆参；B. 掐仆参

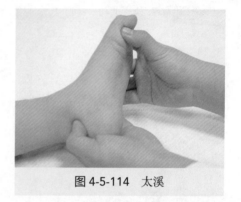

主治 昏厥，惊风，腰痛，足跟痛，霍乱转筋，足痿不收等。

16. 太溪

定位 在踝区，内踝尖与跟腱之间的凹陷中（图4-5-114）。

操作 医者用食、中指端或两拇指端按、揉之，称按、揉太溪。

作用 补肾气，滋肾阴，通冲任，强腰膝。有"常揉太溪，生生不息"之说。

图 4-5-114　太溪

主治 小便不利，遗尿，泄泻；耳鸣，咽喉肿痛，齿痛等。

下肢部穴位操作视频汇总

第五章　小儿推拿独穴疗法的临床应用

第一节　治已病

一、咳嗽

本病是以咳嗽为主症命名的小儿肺系常见病症，有声有痰谓之咳嗽。其中，有声无痰为咳，有痰无声为嗽，因两者多并见，故统称为"咳嗽"。本病发病季节以冬春季为多，3岁以下的婴幼儿较为多见。西医学的支气管炎、慢性咳嗽属于本篇讨论范围。

【病因病机】

咳嗽是由于外感或内伤而致肺宣发肃降失常，气机壅滞而发生，主要分为外感咳嗽和内伤咳嗽。

1. **外感咳嗽**　外感风寒或风热之邪，卫外功能失常，以致肺失宣降，肺气郁闭，肺气上逆而发为咳嗽。

2. **内伤咳嗽**　外感咳嗽久治不愈，阴津亏耗，肺失濡润，肺气上逆；或脾失温运，湿聚生痰，上扰肺络而致咳嗽。

【辨证论治】

1. 外感咳嗽

（1）风寒咳嗽

症状：初起咳嗽频作，喉痒声重，痰白清稀，鼻塞流涕，恶寒少汗，

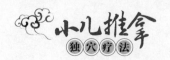

或发热头痛，全身酸痛，舌苔薄白，脉象浮紧，指纹浮红。

治则：解表散寒，宣肺止咳。

取穴：

1）以"咳嗽频作，喉痒声重，鼻塞流涕"为主症者：揉双侧肺俞穴15～20分钟。

方义：风寒犯肺，肺失宣肃，则见咳嗽频作，喉痒声重，鼻塞流涕。肺俞穴可调肺气，止咳嗽。

文献摘录：

《厘正按摩要术》："推肺俞，肺俞在第三椎下，两旁相去脊各一寸五分，对乳引绳取之……治伤寒。"

《推拿仙术》："肺俞穴，一切风寒用大指面蘸姜汤旋推之，左右同。"

2）以"恶寒少汗"为主症者：推三关15～20分钟。

方义：风寒外束，腠理闭塞，则恶寒少汗或无汗。三关可发汗解表，温阳散寒。

文献摘录：

《厘正按摩要术》："推三关……主温性，病寒者多推之"，"法主温，病寒者用之。将儿手掌向上，蘸葱姜汤，由阳池推至曲池上面，须推三五百次，量人虚实施之。"

（2）风热咳嗽

症状：咳嗽不爽，痰黄黏稠，不易咯出，口渴咽痛，鼻流浊涕，或伴有发热头痛，恶风，微汗出，舌质红，舌苔薄黄，脉象浮数，指纹淡紫。

治则：疏风清热，肃肺止咳。

取穴：

1）以"咳嗽不爽，痰黄黏稠、不易咯出"为主症者：揉风门穴15～20分钟。

方义：热邪炼液成痰，故咳嗽不爽，痰黄黏稠，不易咯出。风门穴可疏风清热，肃肺止咳。

文献摘录：

《幼科推拿秘书》云："揉风门……以除肺家风寒邪热，气喘咳嗽之症"，"咳嗽揉之，取热。"

2）以"口渴咽痛，或伴有发热头痛"为主症者：清天河水 15～20 分钟。

方义：风热犯肺，肺失宣肃，肺气上逆，故见咽痛。热邪炼液成痰，故见口渴，发热。清天河水可清热解表，泻心火，除烦躁。

文献摘录：

《幼科推拿秘书》："清天河，天河穴在膀臂中，从坎宫小天心处一直到手弯曲池……取凉退热，并治淋疴昏睡。"

2. 内伤咳嗽

（1）气虚咳嗽

症状：咳而无力，痰白清稀，面色㿠白，气短懒言，语声低微，喜温畏寒，体虚多汗，舌质淡嫩，脉细少力。

治则：补肺健脾。

取穴：

1）以"咳而无力，气短懒言，语声低微，体虚多汗"为主症者：补肺经 15～20 分钟。

方义：肺气虚弱，可见咳而无力，气短懒言，语声低微，体虚多汗。补肺经可补肺益气，止咳化痰。

文献摘录：

《幼科推拿秘书》："肺金在无名指，属气。止咳化痰，性主温和……为虚宜补。"

2）以"咳而无力，痰白清稀，面色㿠白，喜温畏寒，体虚多汗"为主症者：补脾经 15～20 分钟。

方义：大病、久病损伤脾胃，不能运化水湿，聚液为痰，上贮于肺，故咳嗽反复不已，痰白清稀。脾气虚弱，气血生化无源，难以上荣于面，可见面色㿠白，喜温畏寒，体虚多汗。补脾经可健脾化痰。

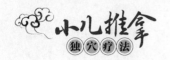

文献摘录：

《幼科推拿秘书》："大拇指属脾土。脾气通于口，络联于大指，通背右筋天枢穴，手列缺穴，足三里穴。"

《推拿仙术》："唇白气血虚，补脾土为主。"

（2）阴虚咳嗽

症状：干咳无痰，或痰少而黏，不易咯出。口渴咽干，喉痒声嘶，手足心热，或咳嗽带血，午后潮热，舌红苔少，脉象细数。

治则：滋阴润肺止咳。

取穴：

1）以"干咳无痰，或痰少而黏，不易咯出"为主症者：清天河水15～20分钟。

方义：清天河水可清热、润燥结。

文献摘录：

《推拿三字经》："……看印堂……色白者，肺有痰……天河水（此穴能清上焦之热，重推痰即散也），立愈恙……"

2）以"口渴咽干，喉痒声嘶，手足心热，或咳嗽带血，午后潮热"为主症者：揉二马15～20分钟。

方义：二马可补肾滋阴，顺气散结。

文献摘录：

《推拿仙术》："揉掐二人上马，清补肾水用之，并治眼吊。"

【食疗方】

1. 葱白粥。粳米 60g，生姜 5 片（捣烂），连须葱头 1 段，米醋 5ml，煮粥，趁热饮用。适用于风寒咳嗽。

2. 鸭梨 1 个（去核），杏仁 10g，冰糖 15g，水煮后趁热饮用。适用于风热咳嗽。

3. 杏仁萝卜猪肺汤。猪肺、白萝卜各 1 个（切块），杏仁 10g，炖烂煮食。适用于气虚咳嗽。

4. 川贝母 6g，雪梨 1 个，冰糖 15g，蒸煮食用。适用于阴虚咳嗽。

【调护】

宝宝咳嗽时一定注意补充水分，适当多饮温水，清淡饮食。保证空气流通，避免油烟、粉尘刺激。另外，在天气干燥的季节，尤其是冬季放暖气的时候，家里的空气湿度最好控制在 45% 左右，这样才能保证宝宝呼吸道的湿润，以缓解咳嗽症状。

二、哮喘

哮喘是以呼吸急促、喘鸣有声，甚至张口抬肩、难以平卧为特征的小儿时期常见的呼吸道疾病。哮是指喉中有痰鸣音，喘是指呼吸急促，由于哮必兼喘，二者并见，故通称哮喘。

【病因病机】

哮喘的发作是因为平素有伏痰，又感受外邪、接触异物或乳食不节而诱发。

1. **内因**　小儿素体肺、脾、肾三脏虚弱。肺气不足，腠理不密，易为外邪所侵；脾虚不能运布津液，积湿成痰，上贮于肺；肾阳虚不能温运水液，导致湿蕴成痰。卫表不固，体内湿盛，是本病发病的内在因素。

2. **外因**　寒温失调、气候转变、感受外邪及接触某些异物（如花粉、绒毛、烟尘、鱼虾、油漆、煤气、细菌、寄生虫等），或饮食不规律，过食生冷或过咸过酸等，都可成为本病的诱发因素。

该病包括现代医学的支气管哮喘和哮喘性支气管炎，主要由于机体过敏状态所致，由于过敏原导致支气管细小平滑肌痉挛，而产生一系列症状，是常见的慢性疾病。多数患儿经过积极的治疗，随生长发育体质增强，能够逐渐康复。

哮喘发作前，有些患儿会有打喷嚏和全身不适等前驱症状，也有突然发作的情况。常表现为胸闷、呼吸急促、被迫坐起，伴有哮鸣音，一般发作持续几分钟甚至几小时，严重的可达数天，同时可伴有发绀、出汗、颈

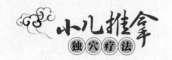

静脉怒张，称为"哮喘持续状态"。

【基础方】

取穴：有哮喘的患儿均取**揉板门穴（鱼际穴）**15～20分钟。

方义：板门可升清降浊，运达上下之气。《灵枢·五乱篇》："气乱于肺，则俯仰喘喝，接手以呼……气在于肺者，取之手太阴荥、足少阴输。"指出气乱于肺的哮喘，可取手太阴荥穴鱼际通阳气而平喘。鱼际五行属火，有通达肺经阳气之功。

文献摘录：

《小儿推拿方脉活婴秘旨全书》："板门专治气发攻。"

【辨证论治】

1. 发作期

（1）寒喘型

症状：咳嗽气促，喉中有哮鸣音，痰多白沫，恶寒无汗，面色㿠白，四肢欠温，口不渴或喜热饮；舌苔薄白或白腻，脉浮紧，指纹色淡红。

治则：温肺化痰平喘。

取穴：**揉外劳宫**15～20分钟。

方义：外劳宫可温阳散寒，升阳举陷，发汗解表。

文献摘录：

《保赤推拿法》："掐外劳宫穴法……脏腑积有寒风热气，皆能和解。又治遍身潮热、肚起青筋、粪白不变、五谷不消、肚腹膨胀。"

（2）热喘型

症状：咳喘哮鸣，咯痰黄稠，发热，面红，胸膈满闷，口渴喜冷饮，大便秘结，小便黄赤；舌红苔黄，脉滑数，指纹色紫红。

治则：清肺降逆平喘。

取穴：**揉膻中穴**15～20分钟。

方义：膻中穴可宽胸理气，宣肺止咳化痰。

文献摘录：

《吴氏医方汇编》："……膻中穴，属任脉。盖膻中为气海，能分布阴阳。"

《幼科推拿秘书》："膻中，在胸前堂骨洼处……以除肺家风寒邪热，气喘咳嗽之症。"

2. 缓解期

症状： 会先咯出大量泡沫性黏稠痰液，然后停止。静息时也有气短，动则加甚，伴倦怠懒言；舌淡苔白，指纹色淡红，脉象虚弱或沉细。

治则： 扶正固本，调理肺、脾、肾。

取穴：

1）偏肺虚者：补肺经 15～20 分钟。

方义： 补肺经可补益肺气，止咳化痰。

文献摘录：

《幼科推拿秘书》："肺金在无名指，属气。止咳化痰，性主温和……为虚宜补。"

2）偏脾虚者：补脾经 15～20 分钟。

方义： 补脾经可补虚扶弱，健脾化痰。

文献摘录：

《小儿推拿广意》："……曲池脾经能定喘，有风有积也相应。"

3）偏肾虚者：补肾经 15～20 分钟。

方义： 补肾经可扶元培本，温补下元。

文献摘录：

《幼科铁镜》："肾水……肾虚便少补为宜。"

【食疗方】

1. **丝瓜凤衣粳米粥**　丝瓜 10 片，鸡蛋膜 2 张，粳米 30g。用鸡蛋膜煎水取汁，煮粳米粥 1 碗，加入丝瓜再煮熟，加盐、味精、麻油少许调味。每日 1 次，趁温热服完。适用于热性哮喘。

2. **芡实核桃粥**　芡实 30g，核桃仁 20g，红枣 10 个，粳米 50g。以上各味与粳米同煮成粥，分次服食，也可常食。适用于哮喘缓解期，属于肾虚不能纳气者。

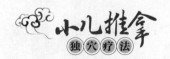

【调护】

家里有患哮喘的宝宝，家长一定要格外注意。处于哮喘发作期的宝宝容易缺氧，缺氧会对大脑造成不同程度的损伤。因此发病时要及时吸氧。

一般认为呼吸道感染是哮喘发病的主要诱因，而吸入物可导致呼吸道感染。因此我经常嘱咐家长，宝宝在外最好戴口罩，在家保证空气流通，避免吸入烟尘、粉尘、花粉、羽毛、油烟等变应原而导致哮喘发作。

患哮喘的宝宝对气候变化很敏感，如气温突然变冷，湿度过高或过低及气压降低常可激发哮喘发作。因此家长要注意，根据气候变化冷暖及时增减宝宝的衣物。

三、支气管肺炎

支气管肺炎，又称小叶性肺炎，为小儿最常见的肺炎，好发于冬春寒冷季节。按照病理改变，本病可分为一般性支气管肺炎和间质性肺炎两类。本病属于中医的"风温""喘咳"等范畴，又被称为"肺风痰喘""火热喘急""马脾风"等。

【病因病机】

小儿形体柔弱，脏腑娇嫩，肺又为娇脏，更易感受风寒、风热之邪，导致肺气失宣，气道受阻，则引起咳喘。

现代医学认为，婴幼儿呼吸系统发育不完善，气管、支气管管腔狭窄，黏液分泌少，纤毛运动差；肺弹性组织发育差，血管丰富，易于充血；间质发育旺盛，肺泡数少，肺含气量亦少，易为黏液填塞；再加上小儿免疫力低，故易感染各种病原体而发生本病。

【辨证论治】

支气管肺炎是以发热、烦躁或嗜睡、呼吸急促、咳嗽、喉中有痰，甚至喘憋鼻煽、口周爪甲青紫、出现"三凹征"（吸气时胸骨上窝、锁骨上窝、肋间隙明显凹陷）等为特点的病证。实验室检查：白细胞及中性粒细胞增多。X线检查：早期仅肺纹理增多，以后可见散在的小斑片状阴影，以肺下野及心膈角处较为显著。

1. 风热犯肺

症状： 发热，头痛，微汗出，鼻流浊涕，咽喉痛痒，咳嗽气促，口干而渴；舌尖红赤、苔薄黄，脉浮数，指纹鲜红于风关。

治则： 疏风清热，宣肺止咳。

取穴：

（1）以"发热，头痛，微汗出，咽喉痛痒，口干而渴"为主症者：清天河水 15～20 分钟。

方义： 清天河水可清热解表，泻心火，除烦躁。

文献摘录：

《推拿抉微》："……清天河水……治一切热症。"

（2）以"咳嗽气促"为主症者：揉板门 15～20 分钟。

方义： 外感风热，引动伏痰，痰热相结，阻于气道，故见咳嗽喘息，声高息涌。揉板门可运达上下之气。

文献摘录：

《按摩经》："揉板门，除气促、气攻、气吼、气痛、呕胀用之。"

2. 痰热闭肺

症状： 高热不退，咳嗽频作，喉中痰鸣，咯痰黄稠，难于咳出，气急喘促，甚则鼻煽唇青，口干口渴，烦躁不安；舌质红，苔黄腻或黄燥，脉滑数，指纹紫红。

治则： 清热宣肺，涤痰定喘。

取穴：

（1）以"高热不退，咯痰黄稠，难于咳出，口干口渴，烦躁不安"为主症者：退六腑 15～20 分钟。

方义： 痰热内盛，则高热不退，咯痰黄稠，难于咳出，口干口渴，烦躁不安。退六腑可清热、凉血、解毒，治疗一切实热证。

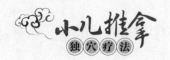

文献摘录:

《小儿推拿方脉活婴秘旨全书》:"六腑专治脏腑热,遍身潮热大便结,人事昏沉总可推,去病犹如汤泼雪。"

(2)以"咳嗽频作,喉中痰鸣,气急喘促,甚则鼻煽唇青"为主症者:掐揉精宁15~20分钟。

方义:痰热相结,阻于气道,可见咳嗽频作,喉中痰鸣,气急喘促,甚则鼻煽唇青。精宁穴可行气、破结、化痰。

文献摘录:

《万育仙书》云:"掐精宁穴,治气急、食积、痰壅。"

3. 肺脾气虚

症状:低热或不热,面白无华,容易出汗,咳嗽无力,喉中痰鸣,不思饮食;舌淡苔白滑,指纹淡红,脉细无力。

治则:健脾益肺,佐清热止咳。

取穴:

(1)以"面白无华,不思饮食"为主症者:补脾经15~20分钟。

方义:补脾经可健脾胃、补气血。

文献摘录:

《小儿推拿方脉活婴秘旨全书》:"脾经有病食不进,推动脾土效必应。"

(2)以"容易出汗,咳嗽无力"为主症者:补肺经15~20分钟。

方义:补肺经可补益肺气。

文献摘录:

《幼科推拿秘书》:"侧推向里补肺虚。"

(3)以"喉中痰鸣"为主症者:掐揉精宁穴15~20分钟。

方义:掐揉精宁穴可行气,破结,化痰。

文献摘录:

《按摩经》:"掐精宁穴,气吼痰喘、干呕痞积用之。"

【食疗方】

1. **芦根金银花饮**　鲜芦根、金银花各 30g，加水 500ml，煮 20 分钟，去渣取汁，加冰糖拌匀，候凉，分 2 次饮服，每日 1 剂。适用于肺炎初起发热。

2. **公英甘草粳米粥**　蒲公英 30g，生甘草 5g，加水适量，煮 20 分钟，去渣取汁，加粳米 50g，煮稀粥，候温服食。适用于肺炎初起发热。

【调护】

对于患肺炎宝宝的日常调护，跟咳嗽、哮喘差不多。主要保证空气流通，根据气候变化及时增减衣物等。另外各位家长要注意，肺炎轻症的宝宝，推拿有比较好的效果。若是重症，单纯靠推拿治疗效果不理想，必要时须采用中西医结合治疗。

四、感冒

感冒主要是因感染病毒或细菌而致的上呼吸道感染，一年四季均可发生，但以冬春二季多见。小儿鼻腔短小，没有鼻毛，黏膜血管丰富，由于鼻咽部本身存在病毒或细菌，受到寒冷刺激后鼻咽部黏膜血管收缩，局部血液循环障碍而抵抗力降低，病毒和细菌得以大量繁殖，乘虚而入发病。

【病因病机】

感冒以感受风邪为主，亦常兼夹寒、热、暑、湿、燥等。在气候变化，冷热失常，沐浴着凉，调护不当时易发生本病。

当小儿正气不足、机体抵抗力低下时，外邪趁虚侵袭机体，发为感冒。《幼科释谜·感冒》有言："感冒之原，由卫气虚，元府不闭，腠理常疏，虚邪贼风，卫阳受摅。"说明小儿感冒的病因和卫气不足有密切关系。

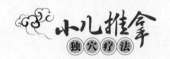

【辨证论治】

1. 风寒感冒

症状：恶寒重，发热轻，无汗，鼻塞，流清涕，打喷嚏，咳痰清稀；苔薄白，脉浮紧，指纹红。

治则：疏风散寒解表。

取穴：

（1）以上风寒感冒症状基本都有者：揉一窝风 15～20 分钟。

方义：揉一窝风可温中行气，宣通表里，驱经络之寒。

文献摘录：

《万育仙书》："掐一窝风，治久病腹疼，并慢惊及发汗。"

（2）以"恶寒重，发热轻"为主症者：推三关 15～20 分钟。

方义：推三关可温阳散寒，益气活血。

文献摘录：

《推拿仙术》："四肢冷弱，推三关、补脾土、四横纹为主。"

（3）以"无汗"为主症者：拿列缺或揉二扇门 15～20 分钟。

方义：列缺可温阳散寒，解表清热；揉二扇门可发汗解热。

文献摘录：

《推拿三字经》："治伤寒，拿列缺，出大汗，立无恙。"

《推拿仙术》："揉掐二扇门发汗用之。"

《推拿抉微》："夏英白曰：二扇门穴，在手背中指上两旁，离中指半寸许。如欲发汗掐心经，掐内劳宫，推三关。汗犹不出，则掐此穴，至儿手中心微汗出乃止。"

（4）以"流清涕"为主症者：黄蜂入洞 15～20 分钟。

方义：黄蜂入洞可通气，祛风寒。

文献摘录：

《厘正按摩要术》："黄蜂入洞法也……最能通气。"

《推拿三字经》："……流清涕，风寒伤，蜂入洞，鼻孔强。"

（5）以"鼻塞"为主症者：揉曲差穴 15～20 分钟。

方义：曲差可祛风通络，主治鼻塞。

文献摘录：

《针灸甲乙经》："头痛身热，鼻窒，喘息不利，烦满汗不出，曲差主之。"

2. 风热感冒

症状：发热重，恶寒轻，微汗出，鼻塞流浊涕或黄涕，痰黄而稠，咽红；舌尖红，脉浮数，指纹鲜红。

治则：疏风清热解表。

取穴：

（1）以"发热重，恶寒轻，微汗出，咽红"为主症者：清天河水 15～20 分钟。

方义：清天河水可清热解表，泻心火，除烦躁。

文献摘录：

《推拿抉微》："……清天河水……治一切热症。"

（2）以"鼻塞流浊涕或黄涕，痰黄而稠"为主症者：清肺经 15～20 分钟。

方义："涕为肺之液"，肺有郁热，故鼻流浊涕或黄涕，痰黄而稠。清肺经可清肺泻热。

文献摘录：

《幼科推拿秘书》："肺金在无名指，属气，止咳化痰，性主温和，风寒入肺固嗽，伤热亦嗽，热宜清，寒亦宜清。"

3. 兼证

（1）夹痰者，宜宣肺祛痰：揉肺俞 15～20 分钟。

方义：肺俞可调肺气，止咳化痰。

文献摘录：

《保赤推拿法》："此穴，在肩胛骨之夹缝处，两边两穴揉之化痰。"

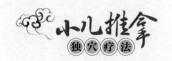

（2）夹惊者，宜镇静安神：掐揉五指节 15~20 分钟。

方义： 掐揉五指节可通关开窍，安神镇惊。

文献摘录：

《小儿推拿广意》："五指节掐之去风化痰、苏醒人事，通关膈闭塞。"

《万育仙书》："掐五指背节，治惊吓、人事昏迷。"

（3）夹滞者，宜健脾消食化滞：揉中脘 15~20 分钟。

方义： 揉中脘可健脾和胃，消食降逆。

文献摘录：

《幼科推拿秘书》："中脘，在心窝下，胃腑也，积食滞在此。揉者……则积滞食闷，即消化也。"

4. 暑邪感冒

症状： 发热，无汗或汗出热不解，头身困重，胸脘满闷，恶心欲呕，食欲不振，或有腹泻，小便短黄，舌质红，苔黄腻，脉数，指纹紫滞。

治则： 清暑解表。

取穴：

（1）以"高热无汗"为主症者：水底捞明月 15~20 分钟。

方义： 暑邪束表，卫表不和则高热无汗。水底捞明月可清热凉血、宁心除烦。用于一切高热神昏等高热实证。

文献摘录：

《厘正按摩要术》："水中捞月法，法主大凉……"

《按摩经》："水底捞月最为良，止热清心此是强……"

《小儿推拿方脉活婴秘旨全书》："水底捞明月主化痰，潮热无双……"

（2）以"头身困重"为主症者：清补脾经 15~20 分钟。

方义： 清补脾经可清利湿热。

文献摘录：

《温热经纬》："湿热病，属阳明太阴经者居多。章虚谷云：胃为戊土属阳，脾为己土属阴。湿土之气，同类相召，故湿热之邪，始虽外受，终归脾胃也"，"湿热证，恶寒无汗，身重头痛。"

《推拿三字经》："……向内补，向外清，来回推，清补双……"

（3）以"胸脘满闷，恶心欲呕，食欲不振，或有腹泻"为主症者：揉板门15～20分钟。

方义：以上症状由暑湿中阻导致，揉板门可健脾和胃，消食化滞，除腹胀，止吐泻。

文献摘录：

《推拿三字经》："……吐并泻，板门良（此穴亦属脾胃也，脾虚作泻，胃虚乃吐，此穴能运达上下之气也），进饮食（板门之穴属胃经，又能运达上下之气，能进饮食），亦称良。"

（4）以"小便短黄"为主症者：清小肠15～20分钟。

方义：清小肠可清热利尿。

文献摘录：

《推拿三字经》："小肠……在小指外侧，小便闭膀胱气化不行，向外清之。"

【食疗方】

1. **青果萝卜葱姜汤**　葱头带须1枚，生姜3片，青橄榄5个，白萝卜30g，上四味加水煎煮后热服，盖被令汗出，每日2次。主治咽痛、恶寒、有痰。

2. **神仙粥**　粳米2两，生姜7片，葱白带须1根，醋10ml。粳米加葱白、姜、水同熬，粥成即加醋，趁热服食。主治风寒感冒，恶寒甚，兼胃寒呕吐，口淡不渴。

3. **生姜红糖汤**　生姜若干，红糖适量，生姜红糖同煮，至生姜烂熟，温服，服后覆被，令汗微微而出，每日2次。主治感冒，头重身困，恶寒口淡。

【调护】

在临床上我经常告诉患儿家长，在宝宝感冒期间或预防感冒时可以用棉棒蘸温水擦拭鼻腔，每天1～2次，稍大儿可以温水漱口，以减轻感冒症状，缩短病程，尽快康复。

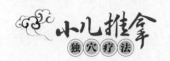

五、百日咳

百日咳，又称顿咳，是小儿常见的一种呼吸道传染病。本病好发于2～5岁的小儿，冬、春二季多见。病程较长，可迁延到6周以上，多则持续2～3个月，病愈后可获得终身免疫。

【病因病机】

因外感风邪或时行疫毒，侵袭肺卫，肺失清肃，痰浊阻于气道，肺气不宣，上逆而顿咳。肺气不降日久，脾气亏虚。婴幼儿脏腑娇嫩，神气怯弱，若痰热蒙蔽清窍，热极生风，可致惊厥。

现代医学认为本病是感染百日咳杆菌导致。

【分期治疗】

治则：清肃肺气，镇咳化痰。

1. 初期

症状：出现发热、咳嗽、流涕，偶有喷嚏等症状，似感冒；1～2天后上述症状逐渐缓解，但咳嗽日渐加重，日轻夜重。此期传染性最强。

取穴：

（1）清肺经15～20分钟。

方义：清肺经可清肃肺气、止咳化痰。

文献摘录：

《小儿推拿方脉活婴秘旨全书》："肺受风寒咳嗽多，可把肺经久按摩。"

《幼科推拿秘书》："风寒入肺固嗽，伤热亦嗽，热宜清，寒亦宜清。"

（2）若伴有感冒症状者：开天门（推攒竹）24次。

方义：开天门可疏风解表、开窍醒脑、镇惊安神。

文献摘录：

《厘正按摩要术》："推攒竹法：法治外感内伤均宜。医用两大指，春夏蘸水，秋冬蘸葱姜，和真麻油，由儿眉心，交互往上直推。"

《幼科铁镜》："一年之气二十四，开额天门亦此义。"

2. 痉咳期

症状： 当出现典型痉挛性咳嗽（顿咳）时，便进入痉咳期。咳声短促，连续咳数十声之后，伴以深长吸气，同时发出一种特殊的极似鸡鸣样的吸气音，紧接着又是一连串的咳嗽；如此反复多次，直到排出大量痰液和胃内容物，阵咳暂时停止。痉咳期持续约 3 周，是本病最严重的阶段。发病第 2 周白细胞总数及淋巴细胞计数明显增高。

取穴：

（1）推膻中 15～20 分钟。

方义： 膻中穴可宽胸理气，止咳化痰。

文献摘录：

《西方子明堂灸经》："（膻中）横直两乳间，任脉气之所发……主肺痛，咳嗽上气，唾脓，不得下食，胸中气满如塞。"

《针灸大成》："膻中，主哮喘，肺痛，咳嗽，瘿气。"

（2）有呕吐者：清板门 15～20 分钟。

方义： 揉板门可健脾和胃，除腹胀，止呕吐。

文献摘录：

《小儿推拿方脉活婴秘旨全书》："板门，在大指节下五分，治气促、气攻。板门推向横纹，主泻；横纹推向板门，主吐。"

3. 恢复期

症状： 痉咳期过后，阵咳的发作会逐渐减轻，鸡鸣样吸气音亦逐渐消失。病程可达 2～3 个月。

取穴： 补脾经 15～20 分钟。

方义： 脾土生肺金，补脾经可培土生金，益肺止咳。

文献摘录：

《幼科推拿秘书》："痰壅作嗽，嗽久，津液枯耗，肺经虚矣……名曰虚嗽。又当补脾土，而益肺气……借土气以生金，则咳自愈。"

【食疗方】

1. 秋梨 2 个，白藕 1 节，洗净后切碎并榨汁，代茶饮。适用于初期。

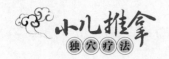

2. 白萝卜500g，鲜百部50g，洗净后切碎并榨汁，加入适量冰糖，用开水搅匀，代茶饮。适用于痉咳期。

3. 薏米15g，杏仁5g。先将薏米煮至半熟后加入杏仁，再煮至全熟，最后放入冰糖。适用于恢复期气虚患儿。

【调护】

适当多饮温水，清淡饮食，选择易消化、有营养的食物，不要吃生冷、辛辣等食物。保证空气流通，避免油烟、粉尘刺激，防止交叉感染。患儿要注意休息，减少外出，避免情绪波动而诱发咳嗽。

六、痄腮

痄腮是由风温邪毒引起的急性传染病。本病一年四季都有发生，冬春季易流行。学龄儿童发病率较高，一般预后良好。较大男童可并发睾丸肿痛等症。病情严重者偶见昏迷、痉厥。

现代医学中流行性腮腺炎症状与痄腮相同，是由腮腺炎病毒引起的，患病后可获得终身免疫。

【病因病机】

痄腮病因外感风温，邪毒从口鼻而入，壅阻少阳，经脉郁而不散，结于腮部。

足少阳之脉，起于目外眦，上行至头角，下耳后绕耳而行。邪入少阳，经脉壅滞，气血流行受阻，故耳下腮颊漫肿而有痛感。

少阳与厥阴互为表里，疾病互相传变，足厥阴之脉循少腹络阴器，若受邪重，较大男童可并发少腹痛，睾丸肿痛。

若温邪炽盛，热极生风，内窜心肝，扰乱神明，则可出现高热、昏迷、惊厥等变证。此类变证较严重，需中西医结合治疗，推拿效果不佳，所以本篇不再赘言，只总结了推拿治疗较好的风热轻证和风热重证来和大家一起交流。

【辨证论治】

1. 风热轻证

症状： 轻微发热恶寒，一侧或双侧耳下腮部漫肿疼痛，咀嚼不便，或有咽红；舌苔薄白或淡黄，舌质红，脉浮数，指纹紫红。

治则： 疏风清热，消肿散结。

取穴：

（1）以"轻微发热恶寒"为主症者：清天河水 15～20 分钟。

方义： 清天河水可清热解表，泻心火，除烦躁。

文献摘录：

《小儿推拿方脉活婴秘旨全书》："三焦主病多寒热，天河六腑神仙诀。"

（2）以"腮肿疼痛，咀嚼困难"为主症者：揉合谷穴 15～20 分钟。

方义： 揉合谷穴可解表散热，镇痛通络。

文献摘录：

《针灸大全·四总穴歌》："面口合谷收（合谷属手阳明大肠经，通向头面，颜面口腔部的病变可以选取合谷穴）。"

《西方子明堂灸经》："（合谷）在大指次指歧骨陷中，又名虎口。主头痛齿龋……面肿，唇吻不收，喑不能言，口噤不开。"

2. 风热重证

症状： 憎寒壮热，头痛，口干，腮部漫肿，胀痛拒按，咽红肿痛；苔黄，舌红，脉滑数（本证易发生变证，须及早辨识，及时治疗）。

治则： 清热解毒，软坚散结。

取穴：

（1）以"憎寒壮热，口干，咽红肿痛"为主症者：退六腑或大清天河水或水底捞明月 15～20 分钟。

方义： 三穴均可清热凉血，主治发热。

文献摘录：

《秘传推拿妙诀》："有盛火，退六腑、清天河水、捞明月为主。"

《幼科铁镜》："……六腑，属血分，退下则血行阴动，故为寒为凉。"

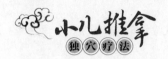

（2）以"腮部漫肿，胀痛拒按"为主症者：揉合谷穴或清肝经 15 ~ 20 分钟。

方义：本症由热毒炽盛，蕴结于里导致。清肝经可平肝泻火，解郁除烦。

文献摘录：

《小儿推拿广意》云："肝木，侧推虎口……退肝胆之火。"

【外用方】

1. 新鲜仙人掌，除刺、洗净后切开并捣烂，敷于患处，1 日 2 次，连续 2 ~ 3 天。适用于痄腮各证。

2. 鲜蒲公英、鲜马齿苋或鲜芙蓉花叶，任选其一，捣烂并敷于患处，1 日 1 次，连续 2 ~ 3 天。适用于痄腮各证。

3. 青黛散，用醋调成糊状，涂擦于患处，每日 3 ~ 4 次。适用于痄腮各证。

【调护】

痄腮的预防非常关键，家长要予以重视，一般用流行性腮腺炎减毒活疫苗或麻腮风疫苗来预防接种。在痄腮的流行季节，要经常检查孩子腮部，看有没有肿大，触摸后有没有酸痛的感觉。如果孩子在幼儿园或其他场合接触过痄腮患儿，家长也不要着急，可让孩子服用板蓝根颗粒来预防。

若孩子得了腮腺炎，除了推拿、方药外敷，还要注意休息，清淡饮食，多喝温开水。另外要注意口腔的卫生，可用温度适宜的淡盐水漱口，保持口腔清洁。

七、咽喉肿痛

咽喉肿痛是口咽和喉咽部病变的主要症状，以咽喉红肿疼痛、吞咽不适为临床主症的一种常见病证。西医学中，多见于急性咽炎、扁桃体炎、扁桃体周围脓肿、急性喉炎等。

【病因病机】

咽喉肿痛病位在咽喉，咽通于胃，喉为肺系，肾经上循喉咙。因而本病与肺、胃、肾等脏腑关系密切。基本病机是火热或虚火上灼咽喉。咽喉肿痛的发生多与外感风热、饮食不节等因素有关。

1. **外感风热** 风热邪毒由口鼻而入，热毒相搏结于咽喉。

2. **肺胃热盛** 外感失治，邪热入里，肺胃热盛或过食辛辣，肺胃积热，火热之邪循经上蒸咽喉。

3. **肺肾阴虚** 小儿为稚阴稚阳之体，热病久病耗伤阴液，或素体阴虚，均可出现肺肾阴虚。

【基础方】

主症：咽喉部红肿疼痛，吞咽不适。

取穴：掐揉少商 20 分钟。

方义：少商为手太阴肺经井穴，掐揉少商可清肺热，为治疗咽喉肿痛的要穴。

文献摘录：

《喉科心法》："少商穴属手太阴经，肺之经脉止处……凡咽喉急症重症、饮食不进，医药难救……奇效。"

【辨证论治】

1. **外感风热**

症状：咽部红肿疼痛，伴有发热，汗出，头痛，咳嗽有痰，舌质红，苔薄白或微黄。

治则：疏风清热，消肿利咽。

取穴：清肺经 15 ~ 20 分钟。

方义：感受风热，邪在卫表或寒从热化，故发热；肺气不宣则咳嗽；咽喉为肺胃之门户，风热上乘咽喉，故见咽黏膜充血，扁桃体红肿。清肺经可清肺泻热，止咳化痰。

文献摘录：

《幼科推拿秘书》："正推向外泻肺火。"

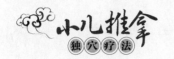

《幼科推拿秘书》："推肺金……凡小儿咳嗽痰喘必推此。"

2. 胃火炽盛

症状：高热不退，咽痛较甚，吞咽困难，口渴多饮；扁桃体明显充血肿大，或见黄白脓点或脓肿；口臭，大便干结，小便短赤，舌红苔黄。

治则：清热解毒，泻火利咽。

取穴：退六腑 20 分钟。

方义：胃火炽盛，上冲咽部，致高热不退，口渴，扁桃体明显充血肿大，或见黄白脓点或脓肿，口臭，大便干结，小便短赤，舌红苔黄。退六腑有清热、凉血、解毒的作用，治疗一切实热证。

文献摘录：

《幼科铁镜》："……六腑，属血分，退下则血行阴动，故为寒为凉。"

《小儿推拿方脉活婴秘旨全书》："六腑专治脏腑热，遍身潮热大便结，人事昏沉总可推，去病犹如汤泼雪。"

3. 肺肾阴虚

症状：咽部干赤灼热，微痛不适；干咳少痰，手足心热或午后低热，精神疲乏，颧赤；扁桃体暗红肿大或有少许脓液浮于表面；舌红苔薄或光剥。

治则：滋阴降火，清利咽喉。

取穴：揉二马 15～20 分钟。

方义：肺肾阴虚或虚火上炎，致午后低热，精神疲乏，颧赤，咽部干赤灼热，微痛不适，舌红苔薄或光剥。揉二马可补肾滋阴，顺气散结。

文献摘录：

《推拿三字经》："二人上马……左右旋揉，大补肾气，左揉气上升，右揉气下降也……下项中，颡痛，类似双单蛾症，下午痛甚，揉此，愈为度。"

【食疗方】

1. 胖大海 2～4 枚，山豆根 1～3g，二者用沸水浸泡，胖大海完全发大后，将药汁倒出，并加入冰糖少许。冷却后频饮、慢咽。适用于风热外侵、胃火炽盛证。

2. 丝瓜 200g，金银花 15g，冰糖 30g。将三者放入锅内蒸，滤汁饮用，1 日 1 次。适用于风热外侵、胃火炽盛证。

3. 雪梨 50g，罗汉果半个，水煎 20 分钟，待温度适宜时饮用。适用于肺肾阴虚证。

【调护】

家长经常诉苦说，孩子有咽喉肿痛的"毛病"，"一上火就从嗓子走"，这种情况确实很常见。因此作为家长，平时要鼓励孩子锻炼身体，增强体质；及时随气温变化给孩子增减衣物；平时注意口腔卫生，减少生病的"机会"。

若孩子出现了咽喉肿痛的症状，要多饮温水，清淡饮食，忌荤腥发物，勤漱口或用温盐水清洗口腔。有经验的家长也可以用刮痧板，蘸麻油，在患儿脊柱两旁由上到下，轻轻顺刮，以出现红痧点或皮肤发红为度。千万不可为追求出痧点而用力反复刮。

八、便秘

便秘是指大便秘结不通，排便次数减少或排便间隔时间延长，或大便艰涩排出不畅的病证。便秘包括器质性便秘与功能性便秘两大类。本篇主要论述功能性便秘，是指结肠、直肠未发现明显器质病变而以功能性改变为特征的排便障碍。

便秘通常分为虚秘、实秘两类，虚秘多因气血虚弱，津液不足；实秘则多因燥结气滞。

【病因病机】

便秘的常见病因有饮食、情志、热病伤津及正虚等因素。

便秘的主要病位在大肠，常与脾、肝、肾三脏相关，病机关键是大肠传导功能失常。

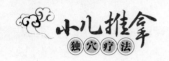

1. 饮食不节，过食辛热厚味，以致肠胃积热，气滞不行，或于热病后耗伤津液，导致肠道燥热，津液失于输布而不能下润，于是大便秘结，难于排出。

2. 先天不足，身体虚弱；或病后体虚，气血亏损。气虚则大肠传送无力，血虚则津少不能滋润大肠，以致大便排出困难。

【辨证论治】

1. 实秘

症状：大便干结，面赤身热，口臭唇赤，小便短赤，胸胁痞满，纳食减少，腹部胀痛，苔黄燥，指纹色紫。

治则：顺气行滞，清热通便。

取穴：

（1）以"大便干结，面赤身热"为主症者：清大肠 15～20 分钟。

方义：清大肠可清利肠腑，除湿导滞。

文献摘录：

《诸病源候论》："小儿大便不通者，腑脏有热，乘于大肠故也……若三焦五脏不调和，热气归于大肠，热实，故大便燥涩不通也。"

《幼科铁镜》："大肠侧推虎口，何殊诃子、炮姜；反之，则为大黄、枳实。"

（2）以"脘腹胀满，恶心呕吐，乳食积滞"为主症者：掐揉四横纹 15～20 分钟。

方义：推四横纹可调中行气，消积除胀，消脏腑热。

文献摘录：

《小儿按摩经》："推四横纹，和上下之气血，人事瘦弱，乳奶不思……肠胃湿热，眼目翻白者用之。"

《推拿抉微》："夏英白曰：用大指在儿四横纹往来搓之，和气血，治瘦弱、不思饮食……肠胃温热、眼翻白珠、喘急肚疼。"

（3）以"口干口臭，粪便状如羊屎，燥热内结"为主症者：退六腑 15～20 分钟。

方义：退六腑可清热凉血，润燥通便。

文献摘录：

《幼科推拿秘书》："六腑穴在膀之下，上对三关。退者，从肘肘穴向外推至大横纹头，属凉，专治脏腑热，大便秘结，遍身潮热。"

（4）以"胸胁痞满，嗳气频作，气机郁滞"为主症者：运外八卦15～20分钟。

方义：外八卦可宽胸理气，通滞散结。

文献摘录：

《针灸大成》："外八卦，通一身之气血，开脏腑之秘结，穴络平和而荡荡也。"

2. 虚秘

症状：大便时间间隔长，便秘不畅，或大便并不硬，但努责乏力难下，面唇㿠白，指爪无华，形瘦气怯，腹中冷痛，喜热恶寒，四肢不温，小便清长，舌淡苔薄，脉虚，指纹淡。

治则：益气养血，滋阴润燥。

取穴：

（1）以"大便努责乏力难下，神疲乏力，气虚"为主症者：补脾经15～20分钟。

方义：补脾经可健脾和胃，补气血。

文献摘录：

《小儿按摩经》："掐脾土：曲指左转为补……面黄，四肢无力用之。"

《推拿仙术》："唇白气血虚，补脾土为主。"

（2）以"面色㿠白，腹中冷痛，四肢不温，阳虚"为主症者：指振神阙5～10分钟。

方义：神阙穴可温阳散寒，补益气血。

文献摘录：

《厘正按摩要术》："摩神阙……或数十次、数百次，治腹痛，并治便结。"

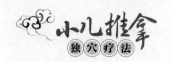

（3）以"两颧红赤，心烦少眠，潮热盗汗，阴虚"为主症者：揉二马 15～20 分钟。

方义： 二马穴可补肾滋阴，顺气散结。

文献摘录：

《万育仙书》："掐二人上马，主补肾水。"

【食疗方】

1. 莱菔子炒黄，研末，装瓶备用。每次 5～10g，每晚用温开水或蜂蜜水送服。适用于食积便秘。

2. 润肠散：南瓜子、松子、花生、黑芝麻、白糖等量。南瓜子、松子炒香去壳，加入炒香的黑芝麻和花生，一起研细后加入白糖。每次服 1 匙，1 日 2～3 次，温开水冲服。用于阴虚便秘。

【调护】

首先一定要注意饮食。婴儿按时添加辅食，幼儿适量多吃蔬菜水果，主食不要太精细，适当加入粗粮，平时多饮水。鼓励孩子积极参加体育锻炼，平时多跑跑、多跳跳，避免久坐。

对于便秘的宝宝，要进行排便训练，养成定时排便的习惯。一般在孩子 8～12 个月开始，在餐后半小时（此时胃、结肠反射最活跃）上厕所，每次 5～10 分钟，1 日 1～2 次。不要错失便意，在孩子脚下垫高 10～15cm，使臀部呈蹲位，避免久蹲强努。

九、泄泻

泄泻是以大便次数增多，便下稀薄甚如水样为主症的常见病证，多发于 3 岁以下的婴幼儿，尤以 1 岁以下最为常见。本病一年四季均可发生，但以夏秋季节较为高发。

本病易伤气津，轻者治疗得当，预后良好；重者下泄过度，易见气阴两伤，甚至阴竭阳脱；久泄迁延不愈者，则易转为疳证、慢惊风。小儿推拿治疗该病疗效显著，但如果患儿泄泻症状较重，出现脱水情况，及时到医院就诊以免出现电解质紊乱。

【病因病机】

泄泻主要责之于脾胃。感受外邪，内伤乳食或脾肾阳虚均可损伤脾胃，使水反为湿，谷反为滞，精华之气不能输布，合污而下发为泄泻。

1. **感受外邪**　小儿脏腑娇嫩，易为外邪所袭。外感风寒暑湿之邪，使脾胃运化失常则泄泻。古有"无湿不成泻"之说，风寒暑邪多与湿邪相合而致病。夏秋季节，湿热交蒸，腹泻多为湿热泻。

2. **内伤乳食**　调护喂养不当，乳食过度或过食肥甘及生冷之食，损伤脾胃，传导失司而致泄泻。

3. **脾胃虚弱**　先天不足，或后天失调，或久病迁延，皆可导致脾胃虚弱，脾虚则健运失司，胃弱则不能腐熟水谷，水反为湿，谷反为滞，合污而下发为腹泻。

4. **脾肾阳虚**　小儿禀赋不足，或久病久泄之后，脾虚及肾，肾阳不足，则命门火衰，不能温煦脾阳，不能腐熟水谷，以致完谷不化而腹泻。

【辨证论治】

1. 伤食泻

症状：大便稀溏，夹有乳凝块或食物残渣，气味酸臭，或如败卵，腹痛腹胀，泻前哭闹，泻后痛减，口臭纳呆，或伴呕吐酸馊，苔厚或垢腻，脉滑，指纹紫红而滞。

治则：消食导滞，健脾和中。

取穴：

（1）主证：大便稀溏，夹有乳凝块或食物残渣，气味酸臭，或如败卵，腹痛腹胀，泻前哭闹，泻后痛减，口臭纳呆者：顺运八卦30分钟。

方义：运八卦可宽胸理气，行滞消食，止呕止泻。

文献摘录：

《推拿仙术》："胃经有病食不消，脾土大肠八卦调。"

《保赤推拿法》："运内八卦法，从坎至艮，左旋推，治热，亦止吐。

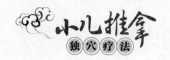

从艮到坎右旋推，治凉，亦止泻。"

（2）轻症：大便每日5～6次者：清胃经15～20分钟。

方义：清胃经可消食导滞，健脾和胃。

文献摘录：

《仁斋直指方论》："外此则伤食一症，失饥伤饱，胃不能消，心腹膨胀，所下酸臭。治法当究其感受之源，然后为之施治。不究其源，吾恐决溃四出，莫知其终矣。"

《推拿抉微》："胃泄饮食不化"，"泄泻有五，寒、热、虚、实、食积也……酱色属湿气，宜燥湿，馊酸气属伤食，宜消。"

（3）重症：大便日10余次，有脱水现象者：推箕门30分钟（需及时补充水分，重症者及时到医院就诊以防电解质紊乱）。

方义：箕门可利尿、清热。故用推箕门清中焦积热，利小便以实大便，治疗腹泻重症水泻，效果极佳。

文献摘录：

《内经》："在股上起筋间。治淋，遗溺，鼠鼷肿痛，小便不通。"

《西方子明堂灸经》："（箕门）主……遗溺，小便难。"

2. 寒湿泻

症状：大便清稀多泡沫，色淡不臭，肠鸣腹痛，或伴恶寒发热，鼻流清涕，面色淡白，口不渴，小便清长，苔白腻，脉濡，指纹色红。

治则：温中散寒，化湿止泻。

取穴：

（1）以"大便清稀多泡沫，色淡不臭"为主症者：清补大肠15～20分钟。

方义：凡清之气下降，补之气上升，清补则和血顺气，利小便而止大便，故泻肚者来回多推大肠一穴有良效。

文献摘录：

《推拿三字经》："……若泻痢，推大肠，食指侧（食指外侧乃大肠真穴）上节上（食指外侧上节上，穴如豆粒），来回推，数万良……"

（2）以"大便稀溏伴肠鸣腹痛"为主症者：揉一窝风 15 ~ 20 分钟。

方义： 风寒郁闭，气机不易宣通，以致肠鸣腹痛。一窝风可温阳散寒，宣通表里。

文献摘录：

《小儿推拿方脉活婴秘旨全书》："一窝风，在掌根尽处腕中，治肚痛极效。"

（3）以"大便稀溏伴恶寒发热"为主症者：揉外劳宫 15 ~ 20 分钟。

方义： 外劳宫可温阳散寒，发汗解表，升阳举陷。

文献摘录：

《小儿推拿方脉活婴秘旨全书》："外劳宫止泻用之，拿此又可止头痛。"

《保赤推拿法》："掐外劳宫穴法……脏腑积有寒风热气，皆能和解，又治……粪白不变，五谷不消，肚腹膨胀。"

3. 湿热泻

症状： 腹痛即泻，暴注下迫，粪色黄褐热臭，或见少许黏液，身热，烦躁口渴，小便短赤，肛门灼热而痛，舌苔黄腻，指纹色紫。

治则： 清热利湿，调中止泻。

取穴：

（1）以"腹痛即泻，暴注下迫"为主症者：退六腑 30 分钟。

方义： 湿热之邪，下注大肠，以致暴注下迫。退六腑可清利肠腑湿热积滞，凉血，解毒。

文献摘录：

《幼科推拿秘书》："……若大肠火结，退六腑足矣，不必推。"

（2）以"烦躁口渴，小便短赤"为主症者：清小肠 15 ~ 20 分钟。

方义： 湿热交蒸下注，以致烦热、小便短赤。清小肠可清热利尿，利小便以实大便。

文献摘录：

《针灸大成》："小肠经赤色，主小便不通。"

《小儿推拿学概要》："本穴治小儿泄泻最效，不但能利小便，同时尚

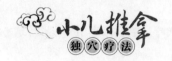

能分清降浊。"

4. 脾虚泻

症状：大便稀溏，水谷不化，食后即泻，色淡不臭，时轻时重，面色萎黄，肌肉消瘦，神倦乏力，舌淡苔白，脉沉无力，指纹沉、色淡。

治则：健脾益气，温阳止泻。

取穴：补脾经 30 分钟。

方义：脾胃虚弱，清阳不升，运化无权，以致大便稀溏，食后即泻，肌肉消瘦，倦怠乏力。补脾经可健脾胃、补气血，治疗脾胃虚弱、气血不足引起的泄泻。

文献摘录：

《小儿按摩经》："掐脾土，曲指左转为补……面黄、四肢无力用之。"

《针灸大成》："大肠有病泄泻多，脾土大肠久搓摩。"

5. 脾肾阳虚泻

症状：久泄不止，食入即泻，粪质清稀，完谷不化，或见脱肛，形寒肢冷，面色㿠白，精神萎靡，睡时露睛，舌淡苔白，脉象细弱。

治则：健脾温肾，温阳止泻。

取穴：

（1）以"久泄不止，完谷不化，形寒肢冷"为主症者：**掌振神阙 5分钟。**

方义：久泄不止，肾阳虚不能温煦脾阳，脾阳虚运化无权，阳不温布，阴寒内生。掌振神阙可补益气血、温阳止泻。

文献摘录：

《针灸聚英》："神阙（一名气舍）当脐中，禁针……主中风不苏，久冷，伤败脏腑，泄利不止……肠鸣，腹痛绕脐，小儿奶利不绝。"

（2）以"精神萎靡，睡时露睛"为主症者：**补脾经 15～20 分钟。**

方义：久病久泄，脾肾阳虚，脾虚气陷且肌肉失于濡养以致睡时露睛、脱肛。补脾经可健脾止泻。

文献摘录：

《兰室秘藏》："夫五脏六腑之精气，皆禀受于脾，上贯于目……"

（3）或见脱肛者：揉百会15~20分钟。

方义：百会可升阳举陷，主治脱肛。

文献摘录：

《西方子明堂灸经》："（百会）在前顶后一寸半，顶中心……主脱肛。"

【食疗方】

1. **姜茶饮**　生姜10g，茶叶3g，加水煮沸后加少许红糖，代茶饮。适用于风寒型泄泻。

2. **胡萝卜汤**　取新鲜胡萝卜250g，洗净，连皮切成小块，放入锅中加水煮熟后，喝汤，吃胡萝卜。适用于脾虚型泄泻。

3. **苹果汤**　取苹果一只，洗净，连皮切碎，加250ml水，加食盐少许，煎汤代茶饮。若宝宝超过1岁，可以吃苹果泥。适用于伤食型泄泻。

4. **乌梅葛根汤**　取乌梅10只，葛根10g，加250ml水，大火煮沸后改小火烧20分钟，去渣加少许红糖，分次饮用。适用于湿热型泄泻。

【调护】

为了减少泄泻的发生，哺乳期女性哺乳前尽量不要用毛巾或口水巾擦拭乳头，如需清洁，可在哺乳前用清水冲洗乳头，自然晾干或用无菌纱布擦干。如用毛巾或口水巾擦乳头，一定要将毛巾或口水巾煮沸消毒后使用，尽量不要反复使用，尤其是夏季，以免滋生细菌，造成感染，若不注意，则"病从口入"，造成宝宝反复泄泻。

十、腹痛

腹痛为小儿常见的临床症状，胃脘部、脐的两旁及耻骨以上部位发生的疼痛均称为腹痛。

腹痛涉及的疾病范围很广，本节所讨论的内容主要是指无外科急腹症

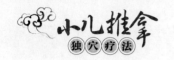

指征的小儿腹痛。以感受寒邪、乳食积滞、脏气虚冷、气滞血瘀、蛔虫扰动为发病因素。

【病因病机】

1. **感受外邪**　由于护理不当，或气候突然变化，小儿腹部为风寒冷气所侵，寒邪客于肠胃之间，寒主收引，寒凝气滞，以致经络不通，搏结肠间，气机阻滞不通则痛。

2. **乳食积滞**　由于乳食不节，暴饮暴食，或恣食生冷，食物停滞中焦气机受阻，升降失和，传化失职，而致腹痛。

3. **蛔虫感染**　由于感染蛔虫，扰动肠中，或窜行胆道，或虫多而扭结成团，阻滞气机而致气滞作痛。

4. **脾胃虚寒**　平素脾胃虚弱，或久病脾虚，致脾阳不振，中阳不足，脾不运化，寒湿滞留，气血不足以温养而致腹痛。

【辨证论治】

1. 寒痛

症状：腹痛急骤，哭叫不止，常在受凉或饮食生冷后发生，遇冷更甚，得热则减，腹部拒按，手足欠温，小便清长，面色青白，舌淡苔白，指纹色红或隐伏不见。

治则：温中散寒，理气止痛。

取穴：

（1）以"腹痛急骤，拒按，受凉后发生"为主症者：揉一窝风3分钟。

方义：寒邪客于肠胃，寒凝气滞，气机不通则腹痛急骤、拒按的实寒腹痛，揉一窝风可温中行气，宣通表里，止痛。

文献摘录：

《幼科推拿秘书》："揉一窝风……此能止肚痛"

《推拿三字经》："……若腹疼（腹疼非寒即热），窝风良（此穴能治寒气），数在万（窝风之穴专治下寒，岂止腹疼而已乎），立愈恙（轻寒一万，重寒数万立愈）……"

（2）以"腹部疼痛，手足欠温，面色青白"为主症者：揉气海15～

20 分钟。

方义：寒邪阻滞，阳不得布，故手足不温，面色青白。揉气海可温中散寒，理气止痛。

文献摘录：

《厘正按摩要术》："寒痛者，气滞阳衰，面色白，口气冷，大便青色，小便青利。痛之来也。迂缓不速，绵绵不已。痛时，喜以热手按之，其痛稍止，肚皮冰冷者是也……艾灸神阙、气海穴，各七壮。"

《西方子明堂灸经》："（气海）主脏气虚惫，一切气疾。主少腹疝气游行五脏，腹中切痛……主冷气冲心……绕脐痛，气结成块，状如覆杯，小便赤涩。"

2. 脾胃虚寒

症状：腹痛隐隐，时作时止，痛处喜按，得温则适，面色萎黄，形体消瘦，食欲不振，易发腹泻，舌淡苔薄，指纹色淡。

治则：温补脾肾，益气止痛。

取穴：按揉关元 15～20 分钟。

方义：关元穴属手太阳小肠经，为小肠之"募穴"。患儿素体阳虚，脾阳不振，气血不足以致腹痛隐隐，得温则减，易发腹泻。按揉关元可培补元气，益气止痛。

文献摘录：

《普济方·针灸》："治小腹疼痛不可忍者。穴刺任脉关元一穴。"

《灵枢悬解》："关元，任脉穴，在脐下三寸。三结交者，任脉与阳明、太阴同结于脐下三寸关元之穴，是三气之所交会也。"

3. 伤食痛

症状：腹部胀满，疼痛拒按，厌食，嗳腐吞酸，恶心呕吐，矢气频作，夜卧不安，腹泻或便秘，苔厚腻脉滑，指纹淡滞。

治则：消食导滞，和中止痛。

取穴：摩揉中脘 15 分钟。

方义：食滞蕴热，蕴结肠胃以致腹胀满疼痛。摩揉中脘可健脾和胃，

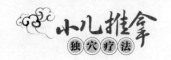

消食和中。

文献摘录：

《幼科推拿秘书》："中脘，在心窝下，胃腑也。积食滞在此，揉者，放小儿卧倒仰睡，以我手掌按而揉之。左右揉，则积滞食闷，即消化矣。"

4. 虫痛

症状： 腹痛突然发作，以脐周为甚，时发时止，有时腹部可触及蠕动之块状物，时隐时现，有便虫史，面黄肌瘦，食欲不佳，或嗜食异物，如有蛔虫窜行胆道则痛如钻顶，或伴呕吐。

治则： 温中行气，安蛔止痛。

取穴：

（1）脐周痛甚，腹部触及块状物，有虫便史者：**先摩腹，再揉腹15～20分钟。**

方义： 蛔虫聚团，阻碍肠道气机。顺摩腹、揉腹可健脾行气，驱蛔止痛。

文献摘录：

《秘传推拿妙诀》："凡遇小儿不能言者，若遇偶然恶哭不止，即是肚痛。将一人抱小儿置膝间，医人对面将两手搂抱其肚腹，着力久久揉之，如搓揉衣服状。又用手掌摩揉其脐，左右旋转数百余回，每转三十六，愈多愈效……"

（2）蛔虫窜行胆道，痛如钻顶，汗出肢冷吐蛔者：**按揉胆囊穴15～20分钟。**

方义： 胆囊穴位于小腿外侧上部，当腓骨小头前下方凹陷处（阳陵泉）直下2寸处。治疗胆道蛔虫症效穴。

文献摘录：

《中医辞典》："经外穴名。压痛明显处是穴。主治急、慢性胆囊炎，胆结石，胆道蛔虫症。"

【食疗方】

1. **韭菜红糖水** 韭菜500g洗净捣汁，加入红糖30g，兑入开水适量，频频温服。适用于脾胃虚寒型腹痛。

2. **山楂麦芽茶**　山楂 10g 洗净切片，与生麦芽 10g 同置杯中，加盖泡 30 分钟，代茶饮用。适用于伤食型腹痛。

3. **乌梅汁**　乌梅 3g，加水煎取浓汁，再兑入陈醋 15g，混匀后予发作之时一次服下。适用于虫痛。

【调护】

腹痛的患儿要根据病因来进行相应的饮食调护。食积腹痛的孩子要控制饮食，"食贵有节"，不要暴饮暴食。虫积腹痛的孩子，忌吃甜食，适当吃一些酸味的食物。虚寒腹痛的孩子，适合吃甘温性味的食物，如鸡肉、胡萝卜等。胃肠积热的孩子忌吃肥甘厚味和辛辣的食物。

十一、呕吐

呕吐是小儿常见的一种症候，很多疾病都可以出现。由于胃失和降，气机上逆所致。凡食物从口中而吐，有声有物者称为呕吐。

小儿哺乳后，乳汁随口角溢出，称为"溢乳"，一般不属病态，改进喂奶方法即可。

【病因病机】

1. **乳食积滞**　由于小儿喂养不当，乳食过多，或恣食生冷、肥腻等不消化的食物，积滞中焦，损伤脾胃。以致胃不受纳，脾失运化，胃气上逆而发生呕吐。

2. **胃有积热**　由于乳母喜辛辣之品，乳汁蕴热，或较大儿童过食辛热之品，热积胃中，或感受夏秋湿热之邪，蕴于中焦，皆可致脾胃升降失司，胃气上逆而致呕吐。

3. **脾胃虚寒**　先天禀赋不足，脾胃虚弱，易受寒客；或乳母喜食寒凉生冷之品，乳汁寒薄；或小儿过食瓜果冷食；均可使寒凝胃脘，胃失和降，寒邪上逆则发为呕吐。

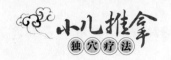

4. **跌扑惊恐** 小儿神气怯懦，易受感触，若骤见异物，暴受惊恐，惊则气乱，恐则气下，以致气机逆乱，胃气上逆而发呕吐。

【辨证论治】

1. **伤食吐**

症状： 呕吐酸馊乳块或不消化食物，口气臭秽，不思乳食，腹胀腹痛，吐后胃部舒适，大便酸臭，或溏或秘，苔厚腻，脉滑实，指纹紫。

治则： 消食导滞，和中降逆。

取穴： 分腹阴阳 15～20 分钟。

方义： 宿食停积，损伤脾胃，升降失调，气逆于上以致呕吐酸馊，不思饮食。分腹阴阳可降逆止呕，和胃消食。

文献摘录：

《厘正按摩要术》："食积，由乳食积滞，胸闷肠鸣，嗳气酸腐，见食则恶，或胀或痛，大便臭秽，矢气有伤食之味。夹寒则面色白，舌苔白腻，口吐清水，食物不化，手足时冷。夹热则面赤唇干，口渴，舌苔黄腻……分腹阴阳（二百遍）。"

2. **胃寒吐**

症状： 病情缓慢，病程较长，食久方吐，吐物不消化，臭味不大，或吐清稀痰涎，呕吐时发时止，时轻时重，倦怠无力，面色㿠白，四肢欠温，或腹痛绵绵，喜暖喜按，大便稀溏或完谷不化，小便清长，舌苔淡白，脉细无力，指纹青。

治则： 温中散寒，和胃降逆。

取穴：

（1）以"呕吐清稀痰涎，时发时止"为主症者：推天柱骨 30 分钟。

方义： 体虚中寒、脾阳不振、运化失职以致乳食停积久而上逆。推天柱骨可和胃降逆，散寒止呕。

文献摘录：

《幼科推拿秘书》："天柱，即颈骨也。"

（2）以"腹痛绵绵，四肢欠温或大便稀溏"为主症者：揉外劳宫

15～20分钟。

方义： 寒邪内着，客于肠胃，中阳被困以致四肢欠温，腹痛绵绵。揉外劳宫可温中散寒，和中止呕。

文献摘录：

《幼科推拿秘书》："外劳宫，在手背正中，属暖。"

3. 胃热吐

症状： 食入即吐，呕吐酸臭，胃脘疼痛或闷胀不适，身热烦躁，口渴喜饮，唇干面赤，大便臭秽或秘结，小便赤黄，舌红苔黄，脉滑数，指纹色紫。

治则： 清热和胃，降逆止呕。

取穴：

（1）以"食入即吐，呕吐酸臭"为主症者：横纹推向板门或清胃经30分钟。

方义： 胃中结热，热则生火，以致食入即吐，呕吐酸臭。横纹推向板门可清热泻火，降逆止呕。

文献摘录：

《小儿推拿方脉活婴秘旨全书》："板门，在大指节下五分……横纹推向板门，主吐。"

《推拿三字经》："胃穴……向外推治呕吐呃逆。"

（2）以"身热烦躁，唇干面赤，大便秘结"为主症者：清脾经15～20分钟。

方义： 热积胃中，耗伤津液以致身热烦躁，大便秘结。清脾经可清中焦积热，和胃益气。

文献摘录：

《保赤推拿法》："揉掐脾经穴法……为泻，去脾火。"

4. 惊恐吐

症状： 暴受惊恐或跌仆惊吓之后，呕吐清涎，心神烦乱，神态紧张，睡卧不安，面青色白，或惊惕哭闹，脉弦数，指纹青紫。

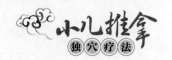

治则：镇惊止吐。

取穴：清肝经 20 分钟。

方义：小儿神气怯弱，骤受惊恐以致气机暴乱，肝气犯胃以致心神烦乱，呕吐清涎。清肝经可宁心安神，镇惊止吐。

文献摘录：

《厘正按摩要术》："《灵枢》足厥阴所生病者，胸满呕逆，呕吐，证虽属胃气失降，而多由肝逆冲胃致之。"

《幼科推拿秘书》："大拇指下一指，名为食指，属肝。肝气通于目，络联于食指，通于小天心穴，足太溪穴。"

【食疗方】

1. 竹茹粥。鲜竹茹 30g，粳米 50g。先用水煮竹茹取汁去滓，入米煮粥，少量多次服。适用于胃热吐。

2. 茶叶、红糖适量，生姜 2 片，泡水代茶饮。适用于胃寒吐。

3. 山楂神曲粥。山楂 30g，神曲 15g，粳米 100g，红糖 6g。先煎山楂、神曲，取汁去滓，后煮米沸开，和入药汁，煮成稀粥，加糖，趁热食。适用于伤食吐。

4. 鲜土豆 100g，生姜 10g，鲜橘汁 30ml，佛手 20g。将土豆、生姜、佛手榨汁，兑入鲜橘汁调匀，烫温服用，1 日 1 次。适用于惊恐吐。

【调护】

哺乳期妈妈在喂奶时保证宝宝充分包裹到乳晕处，且哺乳不要过急，这样可以减少空气进入腹中，防止腹胀、呕吐的出现。吃完奶以后，家长将其竖抱，轻拍孩子背部，使吸入的空气排出再让其平卧，也是就咱们常说的"拍奶嗝"。

呕吐的孩子最好有专人照顾，以便及时处理，另外患儿取侧卧位，防止呕吐物呛入气管出现意外。孩子呕吐时，家长抱孩子取坐位，让孩子的头稍向前倾，使呕吐物畅通吐出。家长要根据病情及时补充水分，饮水或喝药时要注意温度，胃热吐患儿水或药汁的温度宜稍冷，胃寒吐患儿水或药汁的温度宜稍热。

十二、积滞（消化不良）

积滞是小儿内伤乳食，停聚中焦，积而不化，气滞不行所形成的胃肠疾病，以不思乳食，食而不化，脘腹胀满疼痛，嗳腐吞酸，大便不调为临床特征。西医中消化不良的临床表现和本病相似。

积滞与伤食、疳证等均有密切关系。若伤于乳食，经久不愈，病情进展，可变成积，积久不愈，迁延失治影响小儿的营养和生长发育，形体日渐赢瘦，可转化成疳。故前人有"积为疳之母，无积不成疳"之说。

【病因病机】

1. **乳食不化**　小儿脾常不足，胃肠嫩弱，若乳食不节，喂养不当，易伤于饮食，较大儿童过食肥甘厚味、生冷或难以消化之物，均可损伤脾胃，致使脾胃受纳运化失职，升降不调，乳食宿久停滞不消而成积滞。

2. **脾胃虚寒**　小儿胃气虚弱，或病后体虚，脾气虚损，则难于腐熟水谷，如乳食不当，则易停蓄不消，形成脾虚夹积之候。

【辨证论治】

1. 乳食内积

症状：食欲不振，呕吐乳片，或呕吐酸馊乳食，腹胀并痛，大便酸臭；或手足心热，烦躁多啼，夜卧不安；舌红苔腻，脉滑数，指纹紫滞。

治则：消食导滞，调理脾胃。

取穴：

（1）以"烦躁多啼，呕吐乳片或酸馊食物，大便酸臭，乳食积滞"为主症者：顺时针摩腹15～20分钟。

方义：乳食停滞，郁结不化，积滞蕴结中焦，则胃气上逆，腐秽内结。顺时针摩腹可消化乳食，和中导滞。

文献摘录：

《厘正按摩要术》："摩腹，用掌心团摩满腹上，治伤乳食。"

（2）以"手足心热，烦躁多啼，夜卧不安，大便臭秽或秘结，食积

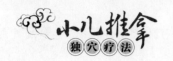

化热"为主症者：掐揉小横纹 15 分钟。

方义： 食结于阳明，郁结化热，以致手足心热，烦躁多啼，大便秘结。掐揉小横纹可消食导滞，退热除烦。

文献摘录：

《厘正按摩要术》："小横纹，在四横纹之上，指节横纹处……能退热除烦。"

2. 脾虚夹积

症状： 面色萎黄，困倦无力，夜眠不安，不思饮食，食则饱胀，腹满喜按，呕吐酸馊，大便溏薄或夹有乳食残渣，唇舌色淡，舌苔白腻，脉沉细而滑，指纹多淡红。

治则： 健脾助运，消补兼施。

取穴： 天门入虎口法 20 分钟。

方义： 脾失健运，脾阳不振，不能化生精微，以致气血俱虚，不思饮食，食则胀满。天门入虎口可顺气生血，健脾消食。

文献摘录：

《万育仙书》："天门入虎口：生血顺气……"

《厘正按摩要术》："天门入虎口法：法主健脾消食。"

【食疗方】

1. 鸡内金 30g，研成细粉，加适量白糖拌匀。每日 2～3 次，每次服 1～2g。适用于乳食内积证。

2. 粟米 60g，红糖适量。将粟米饭蒸好，炒焦焙干，研成极细粉末，用红糖水冲服，每日 2 次，每次服 2g。适用于脾虚夹积证。

【调护】

家长要帮孩子养成良好的饮食习惯，不要让孩子处于过饥或过饱的状态，在选择食物时，不仅要注重营养，还要注意食物是否容易消化。让孩子少吃零食，家长发现孩子偏食要及时纠正。

十三、厌食

厌食是指较长时期食欲不振，甚至拒食的一种病症。发病原因主要是由于喂养不当，导致脾胃不和，受纳运化失职。

厌食患儿一般精神状态均较正常，病程长者，也可出现面色少华，形体消瘦等症。本病多见于 1 ~ 6 岁儿童。

【病因病机】

本病主要是因为饮食不规律，或喂养不当，过食高营养的滋补食品，养成偏食习惯，导致脾胃损伤，或耗损胃阴。脾主运化，胃主受纳，胃阴伤则不思饮食，脾阳伤则运化失职。

【辨证论治】

1. 脾胃虚弱

症状：不思饮食，甚至拒食，面色萎黄，体重减轻，神疲乏力，倦怠懒言，汗多，大便夹有不消化的食物残渣；舌质淡、苔薄白，指纹色淡，脉象细而无力。

治则：健脾胃，助运化。

取穴：

（1）以"不思饮食，面色萎黄，神疲乏力"为主症者：推四横纹 30 分钟。

方义：胃气不和，纳谷不香；脾失健运，进食不化以致面色萎黄，神疲乏力。推四横纹可健脾胃，补气血。

文献摘录：

《小儿按摩经》："推四横纹，和上下之气血，人事瘦弱，奶乳不思，手足常掣，头偏左右，肠胃湿热，眼目翻白者用之。"

（2）以"大便夹有不消化的食物残渣"为主症者：清揉板门 15 ~ 20 分钟。

方义：脾失健运则消化吸收、传递功能失常，以致大便夹有不消化的

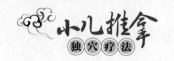

食物残渣。清揉板门可健脾和胃、消食化滞，运达上下之气。

文献摘录：

《幼科推拿秘书》："……板门穴在大指下，高起一块平肉如板处，属胃脘……"

《小儿按摩经》："揉板门，除气促气攻，气吼气痛，呕胀用之。"

《小儿推拿广意》："板门揉之，除气吼肚胀。"

2. 胃阴不足

症状：不欲饮食，口干，手足心热，便秘，小便短赤，皮肤干燥不润；舌质红或光红少津、无苔或少苔，脉细数，指纹色淡紫。

治则：滋养胃阴。

取穴：

（1）以"**不欲饮食，手足心热，舌质红或光红少津**"为主症者：揉二马 15～20 分钟。

方义：水谷少食，津液无由以化，阴伤液乏，以致手足心热，舌红少苔或无苔。揉二马可滋阴润燥助胃生津。

文献摘录：

《小儿推拿广意》："二人上马，掐之苏胃气……"

（2）以"**大便干结，小便短赤**"为主症者：运水入土法 15～20 分钟。

方义：胃阴不足，阴亏液乏，阴虚则生内热以致大便干结，小便短赤。运水入土可健脾助运，润燥通便。

文献摘录：

《幼科推拿秘书》："运水入土……此法能治大小便结。"

（3）以"**皮肤干燥不润，形体消瘦**"为主症者：掐揉二马 15～20 分钟。

方义：胃不游溢精气，脾气无由散精以致皮肤失润，形体消瘦。掐揉二马以滋阴、行胃气。

文献摘录：

《幼科推拿秘书》："……掐之，清补肾水……苏胃气，起沉疴……"

【食疗方】

1. 炒鸡内金 30g，炒白术 60g，研成细末过筛。与红糖、炒芝麻粉各 30g，精面粉 500g，加水适量和匀。制成 20 个小饼，上锅烙至焦黄香脆即可。1 次吃 1 个，5 岁以下孩子 1 日 2 次，5 岁以上孩子 1 日 3 次，饭前食用。适用于脾胃虚弱证。

2. **红枣橘皮粥**　红枣 9 只去核，橘皮 5g，粳米 50g，共置锅内，加水适量煮成稀粥。早晨空腹进食，连服一周。可健脾养血，消食行气。

3. **番茄汁**　西红柿 500g，洗净后用沸水烫煮去皮，再用纱布取汁，并用山楂 60g 煎取浓汁，二汁相合。每次温服 30ml，每日两次，连服一周。

【调护】

我们临床上有句俗话："若要小儿安，三分饥与寒。"所以家长要注意孩子的饮食习惯，少吃零食，不暴饮暴食，清淡饮食，少吃肥甘厚味和甜腻的食物，多吃粗粮。"胃以喜为补"，对于厌食的孩子来说，家长可以先从孩子喜欢的食物入手，诱导开胃，在孩子食欲增进时，再根据营养需求供给食物，循序渐进，不要过于心急。另外，很多家长喜欢在孩子吃饭的时候进行批评教育，这是不好的习惯，一定要在吃饭时保持愉快的心情。

十四、痢疾（细菌性痢疾）

痢疾是由痢疾杆菌所引起的肠道传染病，多流行于夏秋季节，2～7 岁儿童发病率较高，临床以腹痛，发热，里急后重，大便脓血为主要症状。

历代医家根据大便性状分为赤痢、白痢、赤白痢；根据病因将其分为寒痢、湿热痢、疫毒痢；根据病程又可分为慢性痢疾、休息痢等。

【病因病机】

1. **感受外邪**　本病主要因外感时邪疫毒，主要有暑湿、风寒、疫毒等，小儿脾胃薄弱，卫外不固，易为病邪侵袭，这是小儿患痢的内在

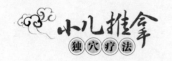

原因。

2. **内伤饮食** 由于饮食积滞，或进食生冷而成。《医宗金鉴·幼科心法》云："痢之为证，多因外受暑湿、内伤生冷而成。寒痢者，寒冷伤胃，久痢不已，或脏气本虚，复为风冷所乘。热痢者，皆因湿热凝结于肠胃。时痢，乃痢疾复感时气也。"

【辨证论治】

1. **湿热痢**

症状：发热，腹痛剧烈，便下赤白，量少而频，里急后重，便时哭闹不安，肛门灼热，壮热烦渴，小便短赤，舌红唇干，苔黄腻，脉滑数，指纹紫红。

治则：清热化湿，理气通滞。

取穴：

（1）以"痢疾不发热"为主症者：清大肠 30 分钟。

方义：外感内伤，肠内气血相搏，湿热郁蒸。清大肠可清泻大肠湿热，调气行血。

文献摘录：

《推拿三字经》："大肠真穴在食指外侧上节，来回推之为清补大肠，凡清之气下降，补之气上升，清补和血顺气；故泻肚痢疾用力多推，一穴立愈，利小便而止大便。"

《小儿按摩经》："掐大肠，倒推入虎口，止水泻痢疾肚膨胀用之。"

（2）以"腹痛发热，便下赤白，里急后重"为主症者：退六腑 15 分钟。

方义：湿热熏蒸，凝结肠胃，气血凝滞，湿热下迫则腹痛，便下赤白，肛门灼热。退六腑可清热、凉血、解毒。

文献摘录：

《厘正按摩要术》："热痢，湿热熏蒸，凝结肠胃，以致腹痛，肛坠，溲短，舌赤，唇焦，烦渴迸迫，下痢鲜红，脉象洪滑。总由暑湿积滞，内治宜清火导滞法。"

《幼科推拿秘书》："六腑穴……退者，从肘肘处向外推至大横纹头，属凉，专治脏腑热，大便结，遍身潮热，人事昏沉，三焦火病，此为要着。"

2. 寒湿痢

症状： 腹痛隐隐，便下白色黏冻，白多红少，食少神疲，畏寒腹胀，苔白腻，脉沉弦，指纹色红。

治则： 温中散寒，健脾化湿。

取穴： 揉外劳宫30分钟。

方义： 风冷之邪搏结肠间，气机受阻，气血凝滞，以致腹痛隐隐，便下白色黏冻。揉外劳宫可温阳散寒，健脾化湿。

文献摘录：

《保赤推拿法》："掐外劳宫穴法……脏腑积有寒风热气，皆能和解。"

3. 久痢

症状： 下痢迁延日久，或痢疾后期，午后潮热，下痢赤白稠黏，里急欲便，量少难下，或常虚坐努责，腹痛绵绵，心烦口干，手足心热，形体消瘦，小便短黄，舌质干红苔少，脉细数等。

治则： 养阴清热，和血止痢。

取穴： 揉涌泉30分钟。

方义： 因湿热痢迁延不愈，以致阴血亏耗，阴液不足，痢毒欲下而无以润承。揉涌泉以滋阴清热，和血止痢。

文献摘录：

《幼科推拿秘书》："揉涌泉，久揉亦能治眼痛……左揉止吐，右揉止泻。"

《针灸聚英》："涌泉，主舌干咽肿……黄疸肠澼……小腹急痛，泄而下重。"

4. 虚寒痢

症状： 下痢稀薄，混有黏液，或滑脱不禁，面色㿠白，形寒肢冷，神疲乏力，小便清长，舌质淡，苔薄，脉沉细。

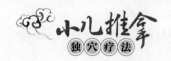

治则：温补脾肾，涩肠固脱。

取穴：揉至阳穴（在脊柱区，第 7 胸椎棘突下凹陷中，后正中线上）15 分钟。

方义：痢久不愈，正虚邪恋，脾气亏虚，脾虚及肾，以致脾肾两虚。至阳穴温阳之力强，善治脾胃疾病。

文献摘录：

《普济方·针灸》："至阳一穴，在第七椎节下间……督脉气所发，治寒热解散……主胃中寒气，不能食，胸胁支满，身羸瘦，背中气上下行，腰脊痛，腹中鸣也。"

《针灸逢源》："至阳：在七椎下俯而取之。治腰脊痛，胃中寒，羸瘦身黄，寒热胫酸。"

《针灸问答》："至阳穴在七椎间，五壮三分黄疸安，少气难言胸胁满，腰脊肢痛胃中寒（注：至阳穴……主治腰脊强痛，胃中寒，不嗜食，少气难言，胸胁支满，羸瘦，黄疸，淫泺胫酸……《玉龙赋》云：却疸，治神疲）。"

【食疗方】

1. **马齿苋粥** 鲜马齿苋 500g，洗净捣烂取汁，粳米 100g。将马齿苋汁加水稀释与粳米煮粥食用，有清热利湿的作用。

2. **乌梅粥** 乌梅 15g，粳米 100g，将乌梅先煮取浓汁，加水适量稀释后煮粳米为粥。每日两次，温服，也可酌加冰糖调味，治久泻久痢难愈者。

【调护】

所谓"病从口入"，家长要注意孩子的饮食卫生，尤其是夏天，不要让孩子误食腐败的食物。发现孩子得了痢疾要及早就医，家长可在医生指导下采用本篇介绍的手法为孩子进行辅助治疗，手法操作时注意消毒，保持室内阴凉通风。

十五、癃闭

癃闭是以排尿困难，甚则闭塞不通为临床特征的一种病证。小便不利，点滴而短少，病势较缓者称为"癃"；小便闭塞，点滴全无，病势较急者为"闭"，临床合称为癃闭。西医中尿潴留、无尿及少尿症均属于癃闭范畴。

【病因病机】

本病的形成多是由于肾和膀胱气化不利，其病因为上焦肺热气壅，水道通调受阻；中焦湿热不解，下注膀胱；下焦肾阳不足，膀胱气化无权；另外跌打损伤，或脏器受伤，亦可形成癃闭，可中西医结合治疗。病变部位主要是肾和膀胱，与肺脾及三焦相关。

【基础方】

主证：小便量少，点滴不爽，小腹胀满，坐卧不安。

治则：通利小便（急则治其标）。

取穴：**推箕门** 15～20分钟。

方义：癃闭的治疗以"六腑以通为用"为原则，急则治其标，着重于通利小便。箕门穴，推之可振奋脾经，运化全身水湿，促进水液排泄，具有利尿、清热的作用。久推箕门穴有很好的利尿作用，待小便排出后再依据病因，标本兼治。

若推箕门后小便仍不下，可**揉运膀胱**（膀胱部位在尿闭时，小腹高起处，令患儿仰卧，两腿伸直，医者在患儿左侧，左手扶患儿膝盖；右手食、中、无名三指末端，按于小腹高起处，慢慢地向左向右揉、运各200～300次。揉运时要求手法宜轻、宜缓，以患儿能忍受为度。着重在任脉及膀胱区施术，有利于排尿）以助之。一般立竿见影，若膀胱充盈过度，推拿1小时仍不排尿者，应及时导尿。

文献摘录：

《金针秘传》："箕门：二穴在鱼腹上越筋间，动脉应手在阴股内。"

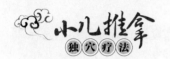

《内经》一云："在股上起筋间。治淋，遗溺，鼠鼷肿痛，小便不通。"

《西方子明堂灸经》："（箕门）主……遗溺，小便难。"

【辨证论治】

"缓则治其本"，癃闭依据其病因，有治肺、治脾胃、治肾的不同。若小便已下，此时应该抓住病因，从根本上进行治疗。

1. 中焦湿热

症状：伴尿色黄赤，有灼热感，或大便不畅，舌苔黄腻，脉滑数。

治则：清热利湿。

取穴：

（1）以"尿色黄赤，有灼热感"为主症者：清小肠 15～20 分钟。

方义：清小肠可清热利尿，主治小便赤涩，尿闭。

文献摘录：

《推拿三字经》："小便闭，清膀胱，补肾水，清小肠（小肠心之府，心气一动，肺气一行，化物出事）。"

《推拿三字经》："小肠膀胱二穴，小便不利，膀胱气化不利，向外清之，老幼加减。"

（2）以"大便不畅，味臭"为主症者：清大肠 15～20 分钟。

方义：清大肠可调理下焦，利小便。

文献摘录：

《幼科铁镜》："大肠侧推虎口，何殊诃子、炮姜；反之，则为大黄、枳实。"

2. 肺热气壅

症状：伴咽干、烦渴欲饮、舌苔薄黄、脉数。

治则：清泻肺热。

取穴：清天河水 15～20 分钟。

方义：肺热失于清肃，津液不能输布，则咽干、烦渴欲饮，故以清泻肺热为主。肺金生肾水，实则泻其子，而肾经宜补不宜清，清肾经常以清天河水代之，故用清天河水以清肺热。

文献摘录：

《推拿三字经》："肺有痰……天河水（天河水穴能清上焦之热，重推痰即散），立愈差。"

《推拿抉微》："清天河水法……治一切热症。"

3. 肾阳不足

症状： 小便排出无力，面色苍白，腰以下冷，舌淡，脉沉细。

治则： 温补肾阳。

取穴： 补肾经 15～20 分钟。

方义： 肾阳不足者，膀胱气化不利，而致小便排出无力，面色苍白，腰以下冷。补肾经可滋肾壮阳。

文献摘录：

《小儿推拿方脉活婴秘旨全书》："肾经有病小便塞，推动肾水即救得。"

《小儿推拿广意》："肾水，推之退脏腑之热，清小便之赤，如小便短，又宜补之"，"退肾经之病，以肾经为主。"

4. 浊瘀阻滞

症状： 小便点滴而下或不通，尿如细线，或时通时阻，舌紫暗。

治则： 化瘀散结。

取穴： 拿足膀胱 15～20 分钟。

方义： 瘀血内阻，无论是先天因素，还是后天外伤引起的，都需要积极治疗原发病，在此基础上可结合推拿进行治疗。足膀胱可清热利尿，通利小便。

文献摘录：

《小儿推拿广意》："拿法……莫道膀胱无大助，两般闭结要他清。"

《秘传推拿妙诀》："拿膀胱穴，能通小便……"

【食疗方】

1. 火麻仁 30g，粳米 150g，二者煮粥，食用。适用于大小便不通。

2. 葱白 30g，鲜车前草叶 60g，粳米适量。用法：前两味洗净切碎，水煎去渣，放入粳米煮为稀粥，顿服。适用于小便不通。

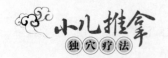

【调护】

我在临床上遇到的癃闭患儿，用推箕门效果很好，如上所言，较严重的患儿，如果推箕门后小便仍未下，且膀胱充盈有尿，再加揉运膀胱，多数能取得理想效果。若再严重者，应及时导尿，以免贻误病情。

十六、尿频

尿频是以小便频数为特征的一种小儿常见的泌尿系疾病。多发生于学龄前儿童，女孩多于男孩。尿频所涉及的疾病较多，西医所论泌尿系感染、结石、肿瘤、白天尿频综合征等疾病均可出现尿频。

【病因病机】

本病的病因主要是：①湿热下注膀胱，开阖失司；②脾肾气虚，固摄失司；③肾阴虚火旺，热迫膀胱；④小便时受到影响，惊则气乱、恐则气下，下迫膀胱。病位主要是在肾和膀胱。

【辨证论治】

1. 湿热下注

症状：起病急，病程短，小便频数短赤，尿道灼热疼痛，常伴发热、烦躁口渴、恶心呕吐，舌红，苔黄腻。

治则：清利湿热。

取穴：

（1）以"起病急，病程短，小便频数短赤，尿道灼热疼痛"为主症者：清小肠 15～20 分钟。

方义：湿热下注膀胱，为热淋，实邪之证。清小肠可清热利尿，主治小便赤涩。

文献摘录：

《推拿三字经》："小肠膀胱二穴……小便不利，膀胱气化不利，向外清之，老幼加减。"

（2）伴"发热、烦躁口渴、恶心呕吐"等症状者：退六腑 15～20 分钟。

方义：湿热蕴蒸，热灼津液，扰乱心神，故发热，烦躁口渴，中焦受阻，胃失和降，故恶心呕吐。此二者为上中焦湿热盛，退六腑可清其湿热。

文献摘录：

《幼科推拿秘书》："六腑穴……属凉，主治脏腑热，大便结，遍身潮热，人事昏沉，三焦火病，此为要着。"

2. **脾肾气虚**

症状：病程较长，起病缓，小便频数，淋沥不尽，无尿痛、尿热之感，身倦乏力，食欲不振，甚则畏寒怕冷，四肢不温，大便稀溏，舌淡，苔薄腻。

治则：健脾补肾。

取穴：

（1）以"小便频，无尿痛、尿热之感，身倦乏力，食欲不振，大便稀溏，面色苍黄"为主症者：补脾经 15～20 分钟。

方义：脾虚运化失司，故食欲不振，大便稀溏；脾气虚则输布无权，气血不足，故身倦乏力，面色苍黄。补脾经可补益脾气，固摄小便；健脾胃，补气血。

文献摘录：

《保赤推拿法》："揉掐脾经穴法：脾经即大指尖，左旋揉为补，治小儿虚弱，饮食不进，肚起青筋，面黄，四肢无力。若向下掐之，为泻，去脾火。"

（2）以"小便清长，畏寒怕冷，四肢不温，面色苍白"为主症者：补肾经 15～20 分钟。

方义：肾虚真阳不足，命门火衰，故畏寒怕冷，四肢不温，面色苍白；下元虚寒，故小便清长。补肾经可调节先后天肾气不足，温补下元，助膀胱气化而止遗。

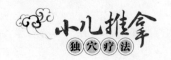

文献摘录：

《小儿推拿方脉活婴秘旨全书》："肾水……推上为补下为清，小便闭塞清之妙，肾经虚便补为奇。"

3. 阴虚内热

症状： 病程日久，小便频数或短赤，五心烦热、咽干口渴、低热盗汗，舌红少苔。

治则： 滋阴清热。

取穴： 清天河水 15～20 分钟。

方义： 肾阴虚不能潜阳，虚火内生，下移膀胱，或不能上济于心，心火下移致尿频，清天河水可清热、除烦躁、润燥结，且清热而不伤阴，虚实皆可。

文献摘录：

《小儿推拿方脉活婴秘旨全书》："膀胱有病作淋疴，肾水八卦运天河。"

4. 神经性尿频

症状： 白天醒时尿频，点滴淋沥，甚则数分钟一次，入睡后消失，无痛苦，饮食，发育正常。

治则： 安神镇静，固摄下元。

取穴： 清肝经 15～20 分钟。

方义： 患儿多有惊吓史，清肝经可解郁除烦、镇惊。肝主疏泄，具有调畅情志的作用，喜条达而恶抑郁，又小儿肝常有余，故以清肝经镇惊安神。

文献摘录：

《格致余论·阳有余阴不足论》："主闭藏者，肾也；司疏泄者，肝也。"

《幼科推拿秘书》："大拇指下一指，名为食指，属肝。肝气通于目，络联于食指，通于小天心穴，足太溪穴。"

《幼科推拿秘书》："推肝木：肝木在食指，肝属木，木生火，肝火动人……法宜清。"

【食疗方】

1. 玉米须 15g，水煎代茶饮。适用于尿频各证。

2. 狗肉 250g，黑豆 100g，炖汤分次服，适用于脾肾气虚证。

【调护】

推拿方法治疗尿频虽然比其他方法见效慢一些，但是效果还是令人满意的。另外，家长要注意患儿的个人卫生，及时更换尿湿的衣物，防止尿道口感染。不要过分关注孩子的病情，也不要批评甚至打骂孩子，以免造成孩子精神紧张。

十七、遗尿

遗尿是指 3 周岁以上的小儿，睡中小便自遗，醒后方知的一种疾病，俗称尿床。婴幼儿肾常虚，排尿的自控能力尚未完善，学龄期贪玩，夜晚熟睡不醒，偶尔尿床，均非病态。

【病因病机】

本病的发生多是由于先天不足、病后失调、肺脾气虚不摄或者湿热内蕴等所致膀胱失约造成的。病机为三焦气化失司，膀胱约束无力。病位在膀胱，与肾关系密切，涉及肺脾肝。

【基础方】

主症：睡中遗尿。

取穴：揉中极穴 15～20 分钟。

方义：中极为膀胱募穴，任脉、脾经、肝经、肾经交会穴，本穴深部为膀胱，主治遗尿。

文献摘录：

《针灸大成》："中极主……阴汗水肿，阳气虚惫，小便频数。"

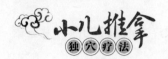

【辨证论治】

1. 肺脾气虚

症状： 睡中遗尿，量多次频，少气懒言，食欲不振，白日易出汗，易感冒，舌淡苔薄白。

治则： 补脾益肺。

取穴： 揉太渊 15～20 分钟。

方义： 肺气虚，治节不行，通调水道失司，脾气虚，不能运化水湿，故遗尿。太渊穴（定位：仰掌，腕横纹之桡侧凹陷处）为手太阴肺经原穴、输穴，亦是八会穴之脉会。肺经属金，其母穴太渊属土，揉太渊可补脾益肺，益气通脉。

文献摘录：

《内经博议》："肺居西方金位，上应阳明燥令，其与足太阴脾同名太阴者，以其为一身元气之主，出治节以佐君。其位居华盖之顶，其职与太阴脾，同行气以给众脏，故名之也。"

《针灸大成》："太渊……肺脉所注为俞土，肺虚补之。"

2. 肾气不足

症状： 经常遗尿，小便清长，形寒肢冷，智力较同龄孩子稍差，舌淡苔白。

治则： 温补肾阳。

取穴： 揉气海穴 15～20 分钟。

方义： 肾为先天之本，主司二便，肾虚，闭藏失司，故遗尿。气海穴可补肾行气，温肾利水。

文献摘录：

《针灸大成》："气海主……脏虚气惫，真气不足，一切气疾久不瘥，肌体羸瘦，四肢力弱……小儿遗尿。"

3. 心肾不交

症状： 睡中小便自遗，夜寐不宁，记忆力差，易盗汗，手足心热，舌红少苔。

治则：清心滋肾。

取穴：揉二马15~20分钟。

方义：心火上炎，伤及肾水，水不济火，心肾失交，故梦中尿床或欲醒不能。二马穴可补肾滋阴，为补肾滋阴的要穴。

文献摘录：

《小儿推拿方脉秘旨全书》："二人上马：在小指下里侧，对兑边是穴。治小便赤涩，清补肾水。"

4. 肝经湿热

症状：睡中遗尿，小便黄少，脾气急躁，面赤唇红，舌红苔黄腻。

治则：清热利湿。

取穴：清肝经15~20分钟。

方义：肝经郁热，下迫膀胱，约束不利致遗尿。清肝经可清肝泻火，镇惊除烦。

文献摘录：

《幼科推拿秘书》："大拇指下一指，名为食指，属肝。肝气通于目，络联于食指，通于小天心（心经）穴、足太溪（肾经）穴"，"肝火动人眼目昏闭，法宜清，诸病从火起，人最平者肝也，肝火盛则伤脾，退肝家之热。"

【食疗方】

益智仁、乌药、小茴香各10g，装入猪膀胱内，用线将口扎紧，与鸡内金10g一起，用砂锅以文火煮烂，去药渣，加入大青盐10g，早晚空腹吃猪膀胱、喝汤，连服5剂为1个疗程。适用于肺脾气虚证。

【调护】

如果孩子有遗尿症状，首先去医院检查，排除原发疾病后，再采取推拿方法治疗，以免贻误病情。对于遗尿患儿来说，心理疏导和家长的关爱比治疗更加重要，家长要减轻孩子恐惧心理，维护孩子的自尊心，耐心培养孩子按时排尿和睡前排尿的好习惯，在晚上尤其是孩子容易发生遗尿的时间之前，及时唤醒孩子排尿。

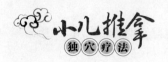

十八、近视

近视是以视近清楚而视远模糊为特征的眼病。有先天性者，系父母有高度近视遗传而来，此类较少；有后天性者，系青少年时期，过用目力，学习阅读环境光线昏暗，偏食而体质较差等原因逐渐形成。随着科技的发展，电子产品涌入日常生活，长时间注视电子屏幕，导致视屏时间过长，也是近视形成的一大主要因素。

临床有假性（调节性）近视与真性（轴性）近视之分，所谓假性者，指过用目力使睫状肌调节疲劳，不能调节晶状体的屈光能力所致者，休息后可以解除或减轻。真性者指眼轴发育过长，超过了屈光间质所能调节的范围而形成者，必须借助近视眼镜才能矫正。初发者，往往两者兼有，本病中医称能近怯远症，高度近视称近觑。

【病因病机】

1. **心阳虚** 阳虚阴盛，心阳虚则目中神不足，阴有余。

2. **肝肾虚** 肝肾虚，精血不能上荣于目，目失濡养。

【辨证论治】

1. **心阳不足**

症状： 能近怯远，目中无神，形寒，视远模糊，易眼疲劳，视久眼酸痛，头痛等症。

治则： 调和气血，疏通经络。

取穴：

（1）以"能近怯远，目中无神"为主症者：揉心俞 15～20 分钟。

方义： 心阳不足，则目中无神，目中神光不能发远于外，故能近怯远。心俞为足太阳膀胱经背俞穴，可大补心气心血，温通心阳。

文献摘录：

《素问·解精微论篇》："夫心者，五脏之专精也，目者其窍也。"

《此事难知》："不能远视，责其无火，法当补心。"

（2）以"形寒，视远模糊"为主症者：推三关 15～20 分钟。

方义：心为阳脏，心阳虚则无力温养全身，目中神光不能远及。三关穴性温热，可温阳散寒，助气，活血，通阳。

文献摘录：

《厘正按摩要术》："推三关……主温性，病寒者，多用之。"

（3）以"视远模糊，易眼疲劳，视久眼酸痛，头痛"为主症者：按揉合谷 15～20 分钟。

方义：合谷穴可调理人体气机，通调头面部经络，治疗头痛和五官科疾病的要穴。

文献摘录：

《针灸大全》："睛明治眼未效时，合谷光明安可缺。"

《针灸大全》："合谷在虎口，两指岐骨间。头疼并面肿，疟疾热又寒。体热身汗出，目暗视朦胧。"

《医学入门》："（合谷）目痛烂弦胬肉，生翳拔睛倒睫，一切目疾。"

2. 肝肾虚

症状：目中神光不能远及，而成能近怯远，常眯目视物，或将目标移近眼前。可伴有腰膝酸软，头晕耳鸣，舌红少苔。

治则：益精明目，疏通经络。

取穴：

（1）以"能近怯远，常眯目视物"为主症者：揉光明 15～20 分钟。

方义：肝开窍于目，肝血不足则目失所养，能近怯远，光明为足少阳胆经络穴，可联络肝胆两经、明目。

文献摘录：

《诸病源候论》："夫目不能远视者，由目为肝之外候，腑脏之精华，若劳伤腑脏，肝气不足，兼受风邪，使精华之气衰弱，故不能远视。"

《针方六集》："光明二穴，主目青昏。"

（2）以"腰膝酸软，头晕耳鸣"为主症者：揉涌泉 15～20 分钟。

方义：精血不能上荣于目，目失濡养，目中神光衰微，华光不能及

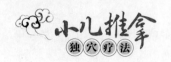

远，而成能近怯远。涌泉乃肾经经气所发之处，可强肾固本，补益肾中精血。

文献摘录：

《遵生八笺·起居安乐笺》："涌泉，人之精气所生之地……"

《幼科推拿秘书》："揉涌泉，久揉亦能治眼病。"

【食疗方】

患近视眼时，眼球的主要改变是眼球的前后径拉长，这种改变与巩膜的坚韧性不足有关。巩膜是一层纤维组织，含有蛋白质、脂肪、钙、磷等物质，所以适当增加含有这些营养成分的食物，对维持巩膜的坚韧性有一定意义。因此要注意膳食平衡，保证营养素的供给量。

1. 菊花茶。干菊花 5 枚，冰糖适量。用适量开水闷泡 25 ~ 30 分钟。每日 1 剂，代茶常饮。功效：清热、解毒、明目。

2. 醒目汤。枸杞 10g，陈皮 3g，桂圆肉 10 个，蜂蜜 1 匙。将枸杞子、陈皮放在纱布内扎好，然后与桂圆肉一起，放在锅内，加水适量，煮沸半小时后，取桂圆肉及汤，并加蜂蜜，当点心吃。适用于近视眼。

3. 黑芝麻炒香压成末，蜂蜜适量，牛奶 1 杯，每次取黑芝麻末和蜂蜜各 1 匙，调入牛奶中喝下。

4. 大米 60g，绿豆 20g，加水煮粥，熟后配熟猪肝 2 ~ 3 片同吃下。

5. 羊肝粥。羊肝 1 具，葱 30g，大米 30g。将羊肝切细，大米淘净。先将葱水煎取汁，加羊肝、大米煮为稀粥。待熟后调入食盐，适量服食。

【调护】

1. 养成良好的用眼习惯，阅读和书写时保持端正的姿势，眼与书本应保持 30cm 左右的距离，不在走路、乘车或卧床情况下看书。

2. 减少看手机、看电脑、看电视等视屏时间。

3. 学习环境照明要适度，照明应无眩光或闪烁，黑板无反光，不在阳光照射或暗光下阅读或写字。

4. 定期检查视力，对近期远视力下降者应查明原因，积极治疗。

5. 加强体育锻炼，多做户外活动，增强体质。建议打乒乓球，以放松眼周肌肉，缓解眼部疲劳。

6. 儿童、青少年注意做好眼保健操、自我按摩。刮眼眶，上、下各36次；闭目转眼球，青少年顺时针、逆时针各36次，儿童各24次；点按眼周穴位，如睛明、承泣、四白、攒竹、阳白等。常闭目调护。

7. 注重方向性远近训练。旨在活动眼的调节功能，锻炼眼外肌的均衡拉力，强壮眼外肌的功能，促进眼球的正常发育，达到预防和治疗近视的目的，每天 1 ~ 2 遍。

8. 均衡营养，保证所需营养素的充分摄入，增强体质。

近视眼的孩子除了做好以上调护方法以外，平时还可进行熨目。熨目是温经手法：清洁双手后，双手掌快速摩擦感到发热发烫，将双手掌心内劳宫轻覆于双眼上，待热感不明显时，再重复上述操作，如此反复 5 次。此法可有效促进眼部血液循环及新陈代谢，缓解眼部疲劳。

十九、赤眼病

赤眼病是一种常见的暴发性、流行性眼病，西医称之为"急性卡他性结膜炎"，中医称之为"天行赤眼"，俗称"红眼病"或"暴发火眼"。

【病因病机】

本病多因风热邪毒之气，侵袭于目，或兼肺胃积热，内外合邪交攻于目所发。中医认为本病系肝经风热上攻于目所致。

【辨证论治】

1. 早期

症状：白眼球上有血丝，眼睑红肿，眼睛发痒，畏光，流泪，眼睛有进入沙子的异物感，此期病情较轻。

治则：疏风清热。

取穴：

（1）以"白眼球上有血丝，眼睑红肿"为主症者：清肺经 15 ~ 20

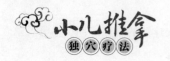

分钟。

方义：外感风热，毒邪首先犯肺，上攻于目，白睛属肺，故白眼球上有血丝，眼睑红肿。清肺经可疏风清热。

文献摘录：

《医宗金鉴》："天行赤眼者，四时流行风热之毒，传染而成，老幼相传，沿门逐户，赤肿涩泪，羞明疼痛。"

《幼科推拿秘书》："……正推向外，泻肺火。"

（2）以"眼睛发痒，畏光，流泪，眼睛有进入沙子的异物感"为主症者：清肝经 15～20 分钟。

方义：肝经风热上攻于目，毒邪内侵，眼睛发痒，畏光，流泪。清肝经可清肝经之热。

文献摘录：

《小儿推拿广意》："肝木，推侧虎口，止赤白痢水泄，退肝胆之火。"

2. 热毒炽盛

症状：本病进一步发展，则会出现眼睑红肿、眼分泌物多、流泪、早晨起床时眼睛被分泌物黏住，不容易睁开，分泌物成黏液脓性，可伴身热口渴。

治则：清热解毒。

取穴：

（1）以"眼睑红肿、眼分泌物多、流泪"为主症者：揉肾纹 15～20 分钟。

方义：病情日久不愈，热毒进一步深入，导致眼内分泌物多、流泪。揉肾纹可清内热，治疗目赤之症。

文献摘录：

《小儿推拿学概要》："本穴治结膜充血，眼前房出血。"

（2）以"早晨起床时眼睛被分泌物黏住，不容易睁开，分泌物成黏液脓性，可伴身热口渴"为主症者：退六腑 15～20 分钟。

方义：热毒深入，热入血分。退六腑可清热、凉血、解毒。

文献摘录：

《幼科推拿秘书》："六腑穴……退者，从肘肘处向外推至大横纹头，属凉，专治脏腑热，大便结，遍身潮热，人事昏沉，三焦火病，此为要着。"

《小儿推拿广意》："火眼之症，治宜……（退）六腑（五百）。"

【食疗方】

1. 蒲公英 20g，用水熬好，乘热熏洗，或内服，或把蒲公英捣烂如泥，敷在太阳穴上（摘自《常见疾病民间单方选》）。

2. 银花，菊花各 6g，煎水熏洗（摘自《济世良方》）。

【调护】

赤眼病的患儿首先要清淡饮食，注意个人卫生，不要用小手触摸眼睛。临床上有些赤眼病的患儿平时脾气都比较大，就是我们俗话说的"火气大"，家长要注意正确引导孩子，耐心帮助孩子改善这一问题，遇事有耐心，性格平稳，再加上清淡饮食，这样孩子才不容易"上火"。

二十、麦粒肿

本病是指胞睑近睑弦部生小疖肿，形似麦粒，易于溃脓的眼病，俗称"土疳""土疡""针眼"，西医称之为麦粒肿或睑腺炎，可分为内麦粒肿和外麦粒肿。

【病因病机】

风邪外袭，客于胞睑而化热，风热壅阻于胞睑、皮肤、肌腠之间，灼烁津液，变生疮疡，发为本病。

过食辛辣炙煿之物，脾胃积热，循经上攻胞睑，致营卫失调，气血凝滞，局部化热酿脓。

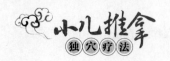

【辨证论治】

1. 风热外袭

症状： 局部微有红肿痒痛，并伴有头痛、发热、全身不适等，舌苔薄白，脉浮数。

治则： 疏风清热。

取穴：

（1）以"初起局部微有红肿疼痛"为主症者：清肺经 15～20 分钟。

方义： 风热之邪客于胞睑，风与热皆能致肿，故局部红肿疼痛。清肺经可疏风清肺泻热。

文献摘录：

《诸病源候论》："此由热气客在眦间，热搏于津液所成。"

《证治准绳·杂病》："……犯触辛热燥腻风沙火。"

（2）伴"头痛"者：推攒竹（开天门）24～36 次。

方义： 头痛为风热袭表之症。推攒竹可疏风解表，故用于疏散风热之邪。

文献摘录：

《厘正按摩要术》："推攒竹法，法治外感内伤均宜。"

（3）伴"发热"者：清天河水 15～20 分钟。

方义： 发热亦为风热袭表之症，清天河水可清热解表。

文献摘录：

《幼科推拿秘书》："清天河，天河穴在膀膊中，从坎宫小天心处一直到手弯曲池……取凉退热，并治淋疬昏睡。"

《推拿抉微》："清天河水……治一切热症。"

2. 热毒上攻

症状： 胞睑局部红肿，灼热疼痛，硬结较大，伴有口渴喜饮，便秘溲赤，苔黄脉数。

治则： 清热泻火解毒。

取穴：

（1）以"胞睑局部红肿，灼热疼痛，硬结较大"为主症者：清补脾经（清补比例为3∶1，以清为主）15～20分钟。

方义：脾胃积热，上攻胞睑，阻滞脉络，故局部红肿，灼热疼痛，硬结较大。清补脾经可清利湿热；清脾经可清脾热，泻火除烦。

文献摘录：

《推拿三字经》："眼胞肿，脾胃恙，清补脾，俱去恙，向内补，向外清，来回推，清补双……"

（2）伴"口渴喜饮，便秘溲赤"等症状者：退六腑15分钟。

方义：内热较重，伤津耗液，故口渴喜饮，便秘溲赤，苔黄脉数，退六腑，性凉，可清脏腑实热。

文献摘录：

《幼科推拿秘书》："退六腑……属凉。若脏腑热，大便结，遍身潮热，人事昏沉，三焦火病，此为要着。"

【食疗方】

蒲公英10g，菊花5g，水煎，头煎内服，二煎熏洗患部，每次15～20分钟，每日一次。

【调护】

推拿治疗麦粒肿有很好的疗效。麦粒肿患儿在治疗时，或平时要注意饮食习惯的养成，少吃肥甘厚味和黏腻的食物，清淡饮食，适当多饮温水。注意个人卫生，不要用小手触碰眼睛。

二十一、口疮

口疮，又称口腔溃疡，是指发生在小儿口舌及口腔黏膜上的淡黄或灰白小溃疡，局部多有灼热疼痛。此症涉及范围较广，凡在口腔、颊、腭、唇舌、黏膜发生点状或融合成片状溃疡性损害的病变，均属本病范畴。本

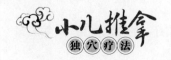

病一年四季均可发生，是小儿临床的常见病。

【病因病机】

外感六淫之邪郁久化热；或内伤乳食，食积日久蕴热化火；或正虚阴亏津耗，水不制火，虚火上炎。

【辨证论治】

1. 风热在表

症状：唇舌或两颊内出现疮疹、溃疡、红肿、疼痛、流涎，伴发热、恶寒、咽赤、咳嗽、大便干，舌尖红，舌苔薄白或薄黄。

治则：疏风解表，清热解毒。

取穴：

（1）以"唇舌或两颊内出现疮疹、溃疡、红肿、疼痛、流涎"为主症者：清脾经 15 分钟。

方义：脾开窍于口，其华在唇，在液为涎，故唇舌或两颊内出现疮疹、溃疡、红肿、疼痛、流涎。清脾经可清热泻火解毒。

文献摘录：

《保赤推拿法》："揉掐脾经穴法……若向下掐之，为泻，去脾火。"

（2）以"发热、恶寒、咳嗽、咽赤"为主症者：揉一窝风 15 分钟。

方义：风热之邪客于肺卫，肺气不宣，故发热、恶寒、咳嗽、咽赤、舌尖红、舌苔薄黄。揉一窝风可疏风，清热，解表。

文献摘录：

《推拿捷径》："治肚痛发汗兼去风热，应摇一窝风。"

2. 脾胃积热

症状：身热，口腔溃疡面较多或满口糜烂，根角红赤，溃疡面上有白色分泌物，疼痛拒食，烦躁哭闹不眠，口臭流涎，牙龈红肿（甚者发紫），小便黄，大便干结，舌质红，苔黄或黄腻。

治则：通腑泻热，清热解毒。

取穴：

（1）以"口腔溃疡面较多或满口糜烂，根角红赤，溃疡面上有白色分泌物，疼痛拒食"为主症者：揉四横纹 15～20 分钟。

方义：饮食积滞，蕴热化火，熏蒸于口，发为口疮。四横纹可通调上下焦之气，消脏腑热，消积消胀。

文献摘录：

《小儿推拿广意》："四横纹掐之退脏腑之热。"

《按摩经》："推四横纹，和上下之气血，人事瘦弱，奶乳不思，手足常掣，头偏左右，肠胃湿热。"

（2）以"烦躁哭闹不眠，口臭流涎，牙龈红肿，重者发紫"为主症者：揉小横纹 15～20 分钟。

方义：食积日久化火，扰乱心神，故烦躁啼哭。小横纹可退热除烦。

文献摘录：

《小儿推拿广意》："小横纹，掐之，退热除烦，治口唇破烂。"

（3）以"小便黄，大便干结或发热面赤"为主症者：退六腑 15～20 分钟。

方义：肠胃积热，伤津耗液，故大便干，小便黄。退六腑可通腑泄热。

文献摘录：

《幼科推拿秘书》："六腑穴，在膀之下，上对三关。退者从肘肘处向外推至大横纹头。属凉，专治脏腑热，大便结，遍身潮热……"

3. 心火上炎

症状：舌上、口腔黏膜出现糜烂或溃疡，色红疼痛，饮食困难，烦躁不安，口干欲饮，流涎，小便短赤，舌尖红，苔薄黄。

治则：清心泻火。

（1）以"舌上、口腔黏膜糜烂或溃疡，色红疼痛，饮食困难"为主症者：揉掌小横纹 15～20 分钟。

方义：掌小横纹可清热散结。

文献摘录：

《小儿推拿学概要》："本穴为治喘咳、口舌生疮等症的效穴。"

（2）以"心烦不安，口干欲饮，流涎，小便短赤"为主症者：清天

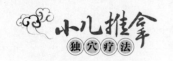

河水 15～20 分钟。

方义：清天河水可清热解表，泻心火，除烦躁，润燥结。

文献摘录：

《推拿三字经》："心、膻中二穴在中指端……不可妄用，有火天河水代之。"

《万育仙书》："天河水……去五心潮热，除口中疮疮。"

【食疗方】

1. **绿豆鸡蛋饮**　绿豆适量，鸡蛋 1 个。鸡蛋打入碗中搅匀，绿豆放入砂锅，冷水泡 10～20 分钟后煮沸，沸后 3～5 分钟，将鸡蛋冲入沸绿豆水中为蛋花饮用，每日早晚各 1 次。适用于实火证。

2. **绿豆青茶汤**　绿豆、青茶、冰糖适量煮至绿豆熟透，取汁频服。适用于实火证。

3. **麦门冬粥**　麦门冬 10g，温水浸泡片刻，大枣 2 枚，冰糖适量，粳米 50g，同入锅内，煮至麦门冬烂熟、米粥黏稠即可。每日 2 次温服，3～5 日为 1 个疗程。适用于虚火证。

【调护】

宝宝患有口疮时，作为家长，一定要注意观察小儿的口腔情况，及时调整饮食，注意膳食均衡，尽可能减少肥甘厚味、油煎油炸食品的摄入，多给宝宝食用一些新鲜水果、蔬菜、粗粮等。注意维生素 B_2 和维生素 C 的补充。在日常生活中，家长要注重小儿体质的调养，增强体质。

二十二、鹅口疮

鹅口疮是小儿常见的一种疾病，以口腔、舌上满布白屑，状如鹅口为特征，故称鹅口疮，多由白色念珠菌感染所引起。因其色白如雪，又名雪口。本病多见于初生儿、营养不良及泄泻、长期使用抗生素或类固醇激素的患儿。

【病因病机】

本病多由胎热内蕴，口腔不洁，感受秽毒之邪所致。其主要病位在心脾，因舌为心之苗，口为脾之窍，脾脉络于舌，若感受秽毒之邪，循经上炎，则发为口舌白屑之症。

1. **心脾积热** 可因孕妇素体积热，胎热内蕴遗患胎儿，或因出生后不注意口腔清洁，黏膜破损，为秽毒之邪所侵。秽毒积热蕴于心脾，熏灼口舌，故出现鹅口疮实证证候。

2. **虚火上炎** 多由胎禀不足，肾阴亏虚；或因病后失调，久病体虚，或久泻久利，津液大伤，脾虚及肾，气阴内耗，阴虚水不制火，虚火循经上炎，而致发生鹅口疮虚证证候。

【辨证论治】

1. **心脾积热**

症状：口腔满布白屑，周围黏膜焮红，烦躁不安或啼哭，口干口臭或口渴，呛奶或呕吐，纳呆，或伴发热、面赤、唇红，大便干结，小便黄赤，舌红，苔薄黄或腻，脉滑数，指纹紫滞。

治则：清心泻脾。

取穴：

（1）以"口腔满布白屑，周围黏膜焮红唇红"为主症者：清补脾15～20分钟。

方义：脾开窍于口，其华在唇，脾经有热故唇红，口腔黏膜焮红。清补脾经，可清利脾经湿热。

文献摘录：

《外科正宗·鹅口疮》："鹅口疮皆心脾二经胎热上攻，致满口皆生白斑雪片，甚则咽间叠叠肿起，致难乳哺，多生啼叫……"

《推拿三字经》："……嘴唇裂，脾火伤，眼胞肿，脾胃恙，清补脾，俱去恙。"

（2）以"烦躁不安，啼哭，口臭"为主症者：清天河水15～20分钟。

方义：天河水性凉，可泻心火，除烦躁，用于治疗热性病症。

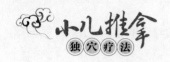

文献摘录：

《推拿三字经》："天河水，口生疮，遍身热，多推良。"

《小儿推拿广意》："天河水推之，清心经烦热。"

《万育仙书》："天河水……去五心潮热，除口中疳疮。"

（3）以"发热、面赤，唇红，大便干结"为主症者：退六腑15～20分钟。

方义：退六腑性凉，一切实热之症皆可用之。

文献摘录：

《秘传推拿妙诀》："……有盛火，退六腑主之……"

《幼科推拿秘书》："退六腑……属凉。若脏腑热，大便结，遍身潮热，人事昏沉，三焦火病，此为要着。"

（4）以"舌尖红赤，小便黄赤量少"为主症者：清小肠15～20分钟。

方义：清小肠可清热利尿。

文献摘录：

《推拿三字经》："小便闭……清小肠……"

（5）以"呛奶或呕吐，纳呆"为主症者：清板门15～20分钟。

方义：清板门可运达上下之气，用于治疗呕吐、食欲不振等症。

文献摘录：

《小儿按摩经》："揉板门，除气促气攻，气吼气痛，呕胀用之。"

《推拿三字经》："板门在平肉中内有筋头，抹如豆粒，瘦人揉之即知此为真穴。凡穴不真不能治病，吾治多人止上吐下泻霍乱，数在三万，病去如失。"

2. 虚火上炎

症状：口腔内白屑散在，周围黏膜红晕不著，形体瘦弱，颧红盗汗，手足心热，口干不渴，舌红苔少，脉细，指纹淡紫。

治则：滋阴降火。

取穴：

以"颧红盗汗，手足心热，口干不渴，舌红苔少"为主症者：揉二马

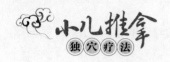

15～20 分钟。

方义：揉二人上马可滋阴清热，滋阴补肾，调补肾阴大亏。

文献摘录：

《推拿仙术》："揉掐二人上马，清补肾水用之，并治眼吊。"

【食疗方】

金银花 15g，黄柏 5g，放入锅中加清水适量大火煎沸后，再煎 30 分钟后，取适量汁，徐徐喂入患儿口中，使其口腔黏膜上均含有该药汁。

【调护】

针对患病宝宝，家长一定要注意观察小儿的口腔情况，及时清洗患儿口腔，可用消毒纱布或棉签蘸冷开水于哺乳前后清洗口腔，每日 2～3 次；注意饮食调护，多饮开水，做到营养全面，富含维生素；在日常生活中，家长要注重小儿体质的调养，加强体质，避免各种感染，避免长期大量使用广谱抗生素或肾上腺皮质激素。

二十三、吐舌、弄舌

吐舌、弄舌均是小儿时期常见的口腔疾患。吐舌是指舌伸长、缩缓或伸出不收。弄舌是指舌时收时露，频频玩弄的一种症状，又称"要舌风""蛇丝风"。

【病因病机】

心脾积热，心经有热必舌干涩而紧，因而摇动其舌，借以舒缓；脾经有热则舌赤，干涩而紧，同样必须弄舌借以自救。

【辨证论治】

1. 心经热

症状：口渴面赤，口中气热，烦躁喜冷，咬牙上窜，频频吐舌和弄舌。

治则：清心泻火。

取穴：水底捞明月 15 分钟。

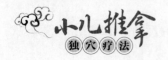

方义：舌为心之苗，心经热甚，火热循经上炎，故口渴面赤，口中气热，烦躁喜冷，咬牙上窜，频频吐舌和弄舌。水底捞明月可清心火、泻热、除烦。

文献摘录：

《按摩经》："水底捞月最为良，止热清心此是强……"

2. 脾经热

症状：大便黄赤、黏稠或硬，面黄身微热，舌红，苔黄厚，时时弄舌。

治则：清脾泻热。

取穴：清脾经 20 分钟。

方义：脾主运化水湿，脾经湿热，蕴于中焦，故大便黄赤、黏稠或硬，面黄身微热，舌红，苔黄厚，时时弄舌。清脾经可清利脾经湿热，泻火除烦。

文献摘录：

《推拿三字经》："曲大指，补脾方，内推补，外泻详，大便闭，若泻燥，外泻良（直伸大指向外推为泻脾也，火旺者泻之）。"

【食疗方】

1. 生地黄 6g，生甘草梢 6g，竹叶 6g，放入锅中，水煎汤剂，早晚 2 次服用。

2. 生地、竹叶、木通、甘草各 5g，每日 1 剂，水煎服，连服 3 天。（摘自《百病千方》）

【调护】

平时要清淡饮食，少吃肥甘厚味这类容易"上火"的食物。还有的孩子是在幼儿园看到吐、弄舌的患儿而模仿他们的动作，所以家长要及时纠正孩子的不良习惯。

二十四、腺样体肥大

　　腺样体肥大又称增殖体肥大，由于鼻咽部及其毗邻部分或腺样体自身的炎症反复刺激，使腺样体发生病理性增生的疾病。腺样体位于鼻咽顶后壁，是咽淋巴内环的一部分，在正常情况下，5～7岁为生理性肥大，青春期后逐渐萎缩，15岁达到成人状态而基本消失。

　　【病因病机】

　　1. **肺脾气虚**　肺脏虚弱，卫外功能下降，易为邪毒侵犯，正气不足，清肃无力，则邪毒易滞留，脾胃运化失健，易致湿邪内停，湿邪日久凝聚为痰，痰湿与邪毒凝结于腺样体，使其肿胀不消，而成本病。

　　2. **肺肾阴虚**　阴精不足，津液不能上承，腺样体失于濡养，阴虚日久生内热，虚火上炎，搏结于腺样体，致其肿胀增大，日久不消，而成本病。

　　3. **气血瘀阻**　邪浊阻于腺样体的脉络，壅遏气血，气血阻滞不畅，渐致成瘀，以致腺样体肿胀难消。

　　【基础方】

　　取穴：以"鼻塞，睡眠时有鼾声（打呼噜）"为主症者：揉曲差穴3～5分钟。

　　方义：曲差可祛风通络，主治鼻塞。

　　文献摘录：

　　《针灸甲乙经》："头痛身热，鼻窒，喘息不利，烦满汗不出，曲差主之。"

　　【辨证论治】

　　1. **肺脾气虚**

　　症状：鼻塞，涕黏清稀，睡眠时有鼾声，咳嗽，咳痰色白，肢体倦怠，纳少腹胀，大便溏泻，表情淡漠，面色㿠白，舌淡有齿痕，苔白，脉缓弱。

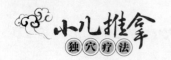

治则：补益肺脾，化痰散结。

取穴：

（1）以"涕黏清稀，咳嗽，咳痰色白，面色㿠白"为主症者：拿列缺 3～5 分钟。

方义：列缺为手太阴肺经络穴，八脉交会穴，通任脉。可宣肺解表，舒筋通络。

文献摘录：

《玉龙赋》："咳嗽风痰，太渊、列缺宜刺。"

《西方子明堂灸经》："（列缺）主偏风……少气不足以息，及喉痹，咳嗽不止……"

（2）以"纳少腹胀，大便溏泻，表情淡漠，舌淡有齿痕"为主症者：补脾经 15 分钟。

方义：脾虚无力运化，故纳少腹胀，大便溏泻。补脾经可补脾益气。

文献摘录：

《保赤推拿法》"……脾经即大指尖……治小儿虚弱，饮食不进，肚起青筋，面黄，四肢无力。"

2. 肺肾阴虚

症状：鼻塞，涕黄白，量不多，口咽干燥，睡眠中有鼾声，形体消瘦，健忘，少寐多梦，夜卧不宁，舌红少苔，脉沉细弱。

治则：养阴润肺，补肾填精。

取穴：

（1）以"涕黄白"为主症者：揉迎香穴 3～5 分钟。

方义：迎香穴是大肠经、胃经的交会穴，可通利鼻窍，疏散风邪。

文献摘录：

《针灸甲乙经》："鼻鼽不利，窒洞气塞，喎僻多涕，鼽衄有痈，迎香主之。"

（2）以"口咽干燥，形体消瘦，健忘，少寐多梦，夜卧不宁"为主症者：揉二马 15～20 分钟。

方义：肺肾阴虚，虚火上炎，口咽干燥，形体消瘦，健忘，少寐多梦，夜卧不宁，舌红少苔，脉沉细弱，均为阴虚之症。揉二马可滋阴补肾。

文献摘录：

《幼科推拿秘书》："（二人上马）掐之，清补肾水，治小肠诸气，最效。"

3. 气血瘀阻

症状：鼻塞日久，持续不减，睡中鼾声时作，耳内闷胀，听力下降，舌质暗红，或有瘀斑，脉涩。

治则：行气活血，软坚散结。

取穴：以"耳内闷胀，听力下降"为主症者：揉耳门穴15～20分钟。

方义：耳门可开窍聪耳，泻热活络。

文献摘录：

《针灸大成》："主耳鸣如蝉声，聤耳脓汁出，耳生疮，重听无所闻，齿龋，唇吻强。"

《针灸甲乙经》："耳鸣聋，头颔痛，耳门主之。"

【食疗方】

新鲜蒲公英，玉米须各20g，煮水，每日两次即可。

【调护】

推拿治疗本病有很好的效果。家长平日要多多关注孩子的习惯，若发现孩子鼻塞、睡眠时打鼾或者频频张嘴呼吸，要及时治疗。

二十五、鼻渊

鼻渊是指鼻流浊涕，量多不止为主要特征的鼻病，临床上常伴有头痛、头闷、鼻塞、嗅觉减退等症状。亦名"脑漏""脑渗""脑崩""脑泻"，鼻渊为耳鼻喉科常见的多发疾病之一，无季节性。

【病因病机】

鼻渊急性者属实证，多为肺、胆、脾三经热盛，熏灼鼻窍所致，慢性

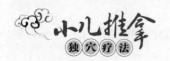

者多为虚证或虚实夹杂症，常因肺脾两脏虚损，风寒、湿浊滞留鼻窍而成。

【基础方】

1. 以"头额、眉棱骨痛"为主症者：揉双侧头临泣 3～5 分钟。

方义：头临泣可聪脑明目，宣通鼻窍。用于治疗头痛，目眩，目外眦痛，鼻塞，鼻渊等。

文献摘录：

《针灸甲乙经·卷七》："不得视，口沫泣出，两目眉头痛，临泣主之。"

2. 以"颌面部有叩击痛或压痛"为主症者：揉双侧四白穴 3～5 分钟或揉合谷穴 15～20 分钟。

方义：四白主治目赤痛痒，头痛，角膜炎，近视，鼻旁窦炎，胆道蛔虫症，三叉神经痛等，对鼻窦炎有较好的治疗效果；揉合谷穴可解表散热，镇痛通络。

文献摘录：

《针灸大全·四总穴歌》："面口合谷收（合谷属手阳明大肠经，通向头面，颜面口腔部的病变可以选取合谷穴）。"

《西方子明堂灸经》："（合谷）在大指次指歧骨陷中，又名虎口。主……头痛齿龋，面肿，唇吻不收，喑不能言，口噤不开。"

3. 以"鼻塞"为主症者：揉曲差穴 3～5 分钟。

方义：曲差可祛风通络，主治鼻塞。

文献摘录：

《针灸甲乙经》："头痛身热，鼻窒，喘息不利，烦满汗不出，曲差主之。"

4. 以"嗅觉减退"为主症者：揉双侧迎香穴 3～5 分钟。

方义：迎香可通鼻窍，散风热。揉之能宣利鼻窍，恢复嗅觉。

文献摘录：

《玉龙歌》："不闻香臭从何治，迎香二穴均可攻。"

《太平圣惠方》："鼻息不闻香臭，偏风面痒及面浮肿。"

《备急千金要方》："……迎香……主鼻窒喘息不利、鼻喎僻多涕，鼽衄有疮。"

【辨证论治】

1. 肺经风热

症状：鼻塞，鼻涕量多白黏或黄稠，嗅觉减退，头额、眉棱骨或颌面部有叩击痛或压痛，全身可伴发热、微恶风寒，口干咽痛，或有咳嗽痰多，舌质红，苔薄黄，脉浮数。

治则：疏风清热，宣肺通窍。

取穴：伴"发热、微恶风寒，口干咽痛，或有咳嗽痰多"等症状者：清肺经 15～20 分钟。

方义：肺开窍于鼻，肺气不和，郁而外热，热腐鼻中肌膜，发为鼻渊。清肺经可清肺泻热。

文献摘录：

《灵枢·脉度篇》："肺气通于鼻，肺和则鼻能知臭香矣。"

2. 肝胆郁热

症状：鼻涕黄浊黏稠，量多，气味腥臭，鼻塞嗅觉减退，头痛剧烈，或为前额眉间疼痛，头额、眉棱骨或颌面部有叩击痛或压痛，全身可兼见发热、面赤、口苦咽干、烦躁易怒、耳鸣耳聋，便秘溲赤，舌质红，苔黄，脉弦数。

治则：清泻肝胆，利湿通窍。

取穴：兼见"发热、面赤、口苦咽干、烦躁易怒、耳鸣耳聋，便秘溲赤"等症状者：清肝经 15～20 分钟。

方义：肝胆郁热，上犯鼻窍，发为鼻渊。清肝经可清泻肝胆湿热。

文献摘录：

《素问·气厥论篇》："胆移热于脑，则辛頞鼻渊。鼻渊者，浊涕不下止也……"

《小儿推拿广意》："肝木，推侧虎口，止赤白痢水泄，退肝胆之火。"

3. 脾胃湿热

症状：鼻涕黄浊量多，鼻塞重而持续，嗅觉减退，头额、眉棱骨或颌

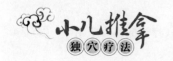

面部有叩击痛或压痛，全身可见肢体困倦，纳呆，食少，脘腹胀满，便溏不爽，舌红，苔黄腻，脉滑数。

治则：清利湿热，化浊通窍。

取穴：伴"肢体困倦，纳呆，食少，脘腹胀满，便溏不爽"等症状者：清脾经 15～20 分钟。

方义：脾胃湿热内盛，上蒸壅聚鼻窍，发为鼻渊。清脾经可清利脾胃两经湿热。

文献摘录：

《推拿三字经》："曲大指，补脾方，内推补，外泻详，大便闭，若泻燥，外泻良（直伸大指向外推为泻脾也，火旺者泻之）。"

4. 肺气虚寒

症状：鼻涕白黏，鼻塞时轻时重，遇风冷则加重，嗅觉减退，全身症状可见自汗畏风，体倦乏力，气短懒言，舌淡，苔薄白，脉缓弱。

治则：温肺散寒，通窍。

取穴：

（1）伴"鼻涕白黏，自汗畏风"等症状者：补肺经 15～20 分钟。

方义：肺气虚寒，卫表不固，腠理疏松，邪滞鼻窍，发为鼻渊。自汗畏风亦为肺气虚弱的表现。补肺经可补益肺气，益气扶弱。

文献摘录：

《幼科推拿秘书》："（肺经）侧推向里补肺虚。"

（2）伴"体倦乏力，气短懒言"等症状者：推三关 15～20 分钟。

方义：体倦乏力，气短懒言，舌淡，苔薄白，脉缓弱是气虚的表现。推三关可温阳散寒，培补元气。

文献摘录：

《幼科推拿秘书》："侧推三关，从鱼际穴推至曲池，大补元气"，"大三关者……属真火元气也……培补元气，第一有功。熏蒸取汗，此为要着……皆大补之剂，大热之药也。"

5. 脾气虚弱

症状： 鼻涕白黏或黄稠，鼻塞重，嗅觉减退，全身症状见面色萎黄，肢困乏力，食少纳呆，脘腹胀满，大便溏，舌质淡，苔薄白，脉缓弱。

治则： 健脾益气，利湿通窍。

取穴： 伴"面色萎黄，肢困乏力，食少纳呆，脘腹胀满，大便溏"等症状者：补脾经 15～20 分钟。

方义： 脾虚失运，湿滞鼻窍，发为鼻渊。补脾经可健脾益气。

文献摘录：

《保赤推拿法》："……脾经即大指尖……治小儿虚弱，饮食不进，肚起青筋，面黄，四肢无力。"

【食疗方】

苍耳子 10g，辛夷 10g，白芷 10g，薄荷 10g，葱白 3 寸，茶叶少许，煎水内服。（摘自《中医常见病自疗指南》）

【调护】

鼻渊患儿要适当休息，注意营养，清淡饮食，不要吃肥甘厚味及辛辣的食物。要注意鼻腔的清洁，用棉棒蘸温水擦拭鼻腔，1 天 1～2 次；有经验的家长可以选择用洗鼻器。另外鼻涕较多的患儿不要用力擤鼻，以防鼻腔分泌物通过耳咽管进入中耳，发生耳部疾病。

二十六、夜啼

夜啼是指白昼如常，入夜则啼哭不安，时哭时止，或每夜定时啼哭，甚则通宵达旦，多见于一岁以内的新生儿及婴儿。民间俗称"夜哭郎"或者"哭夜郎"，夜啼应排除因不适（如饥饿）、不良习惯（如开灯睡觉）及疾病等引起的啼哭。

【病因病机】

夜啼的病因主要有脾寒、心热、惊悸等，病位在脾、心、肝。脾寒则

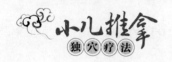

痛而啼哭，心热则烦而啼哭，惊悸则神不安而啼哭。

【辨证论治】

1. 脾虚中寒

症状：夜间啼哭，时哭时止，哭声低，喜俯卧，四肢不温，大便溏稀，舌淡苔薄，指纹淡红。

治则：温中散寒。

取穴：揉外劳 15～20 分钟。

方义：寒伤中阳，凝滞气机，不通则痛，痛则啼。外劳宫具有温阳散寒之效，善治一切寒证。

文献摘录：

《幼科推拿秘书》："外劳宫，在手背正中，属暖。"

《推拿仙术》："揉掐外劳宫，偏身潮热、肚起青筋用之。"（按：据《幼科铁镜》手背正面图所注：将儿小指曲着重揉外劳宫，祛脏腑之寒风）

《保赤推拿法》："掐外劳宫穴法：脏腑积有寒风热气，皆能和解。"

2. 心经积热

症状：夜间啼哭，哭声响亮，见灯尤甚，喜仰卧，面赤唇红，烦躁不安，便秘尿赤，舌尖红苔黄，指纹紫滞。

治则：清心安神。

取穴：

（1）以"夜间啼哭，哭声响亮，见灯尤甚，喜仰卧，面赤唇红，烦躁不安"为主症者：清天河水 15～20 分钟。

方义：心火上炎，心神不安，阴不能制阳，故夜间啼哭，临床清心经多以清天河水代之。清天河水可泻心火，除烦躁。

文献摘录：

《推拿三字经》："心、膻中二穴在中指端，心血亏者，上节来回推之，清补乃宜，不可妄用，有火天河水代之，无虚不可补。"

《秘传推拿妙诀》："临晚啼哭，心经有热，清天河水为主。"

（2）以"尿赤"为主症者：揉小天心 15～20 分钟。

方义：心火下移小肠，故出现尿赤，小天心可清热、镇惊、利尿，揉之可清肾水之火。

文献摘录：

《小儿按摩经》："掐小天心，天吊惊风，眼翻白偏左右，及肾水不通用之。"

《幼科推拿秘书》："小天心：因额上有大天心，故此阴阳中间名小天心，临坎水，小水赤黄，揉此以清肾水之火。"

3. 惊恐扰神

症状：夜间突然啼哭，声调时高时低，喜偎母怀，面色乍青乍白，或有惊吓史，舌淡苔薄白，指纹紫。

治则：镇惊安神。

取穴：掐揉五指节，掐 3~5 次，揉 15~20 分钟。

方义：小儿心神怯弱，暴受惊恐，惊则伤神，恐则伤志，致使心神不宁，神志不安，因惊而啼。五指节可镇惊安神。

文献摘录：

《幼科铁镜》："五指节重重揉捻以治惊吓。"

《万育仙书》："掐五指背节，治惊吓、人事昏迷。"

【食疗方】

1. **百合莲子粥** 百合 6g，莲子 6g，粳米适量，同熬成粥。适用于夜啼心经积热证。

2. **葱姜红糖饮** 葱根 2 根，切断，生姜 2 片，红糖 15g，水煎开 3 分钟，热饮频服。适用于夜啼脾虚中寒证。

【经验效方】

1. 甘麦大枣汤。炙甘草 5g，淮小麦 30g，红枣 20g，煎汤内服，不拘多少。适用于原因不明、寒热虚实不著之夜啼。

2. 蝉花（蝉蜕壳头上有一角如花冠者）12g，煎汤内服，或研末涂于妈妈乳头上。适用于原因不明，兼症不著之夜啼。

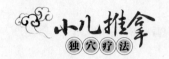

【调护】

首先,家长要弄明白孩子哭闹的原因,是否是因为饥饿、排便或其他不适。要检查孩子的衣物、被褥里有没有异物,是否被蚊虫叮咬。勤给孩子洗澡,保持皮肤清洁。孕期或哺乳期的妈妈要注意饮食,不要多吃辛辣或寒凉的食物。

二十七、汗证

汗证是指小儿在安静状态下,正常环境中,全身或局部出汗过多,甚则大汗淋漓的病症。本病是小儿常见病之一,多发生于 5 岁以内小儿。若仅为头额部出汗,或刚入睡时微微汗出;或因天气炎热、衣被过暖、剧烈运动、恐惧惊吓、乳食过急等生理性出汗,则无大碍。外感温热病、维生素 D 缺乏性佝偻病、结核病等疾病引起的出汗及危重疾病导致的亡阳大汗也不属于本节讨论范围。

小儿汗证有盗汗、自汗之分。盗汗是指入睡后汗出异常,醒后汗出即止为特征的一种病症。《黄帝内经》中称为"寝汗"。自汗是指白昼时时汗出,动辄益甚。盗汗多为阴虚,自汗多为阳虚。

【病因病机】

盗汗多是由于阴虚所致。《医方考》云:"阴虚之人睡去,则卫外之阳,乘虚陷入于阴中,表液失其固卫,故然而汗出。人觉则阳用事,卫气复出于表,表实而汗即止矣。"

自汗多以气虚、阳虚为主。《景岳全书·汗证》中云:"自汗者属阳虚,腠理不固,卫气之所司也。人以卫气固其表,卫气不固,则表虚自汗。"

《医学正传》有言:"夫各脏皆能令人出汗,独心与脾胃主湿热,乃总司耳……若夫自汗与盗汗者,病似而实不同也。其自汗者,无时而濈濈然出,动则为甚,属阳虚,胃气之所司也。盗汗者,寐中而通身如浴，觉来方知，属阴虚，营血之所主也。"

【基础方】

汗液为阳气蒸化津液而来，是人体五液之一。心主血，汗为心之液，若阴阳平衡，营卫调和，则津液内敛；反之，阴阳失衡，脏腑气血不调，营卫不和，卫阳不固，腠理开阖不利，则汗液外越。《杂病广要》："……人之气血，犹阴阳之水火，平则宁，偏则病。"

小儿汗证虽有自汗、盗汗之分，但二者常常同时出现，治疗时以辨证为主。《医学正传》："……大抵自汗宜补阳调卫，盗汗宜补阴降火。大法：心虚冷汗自出者，理宜补肝，益火之源，以消阴翳也。阴虚火炎者，法当补肾，壮水之主，以制阳光也。"

主症： 在安静状态下，正常环境中，全身或局部出汗过多，甚则大汗淋漓。

治则： 敛汗、止汗。

取穴： 揉肾顶 15～20 分钟。

方义： 汗证以治本为主，治标为辅，肾顶穴为止汗要穴，临床上对于盗汗有良效。

文献摘录：

《实用小儿推拿》："在小指末端处，收敛元气，固表止汗。本穴用于自汗、盗汗、汗出不止，疗效显著。"

《小儿推拿学概要》："肾顶功用收敛元气，固表止汗。"

【辨证论治】

1. 表虚不固

症状： 以自汗为主或伴盗汗。汗出以头、肩背部明显，动则益甚。面色少华，神疲乏力，肢体欠温，平素易感冒，舌质淡或舌边有齿痕，苔薄。

治则： 益气固表敛汗。

取穴：

（1）以"汗出以头、肩背部明显，动则益甚"为主症者：补脾经 15～20 分钟。

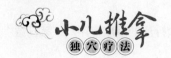

方义：卫阳不足，卫表不固，津液不藏故汗出；卫表虚弱，动则耗气，津随气泄，故汗出动则益甚。肺主皮毛，皮毛的散气与汗孔的开合也与肺之宣发功能密切相关。补脾经以培土生金，补益肺气。

文献摘录：

《不居集》："肺中先为忧、愁、思、虑所伤，而卫气不充，腠理不密，时有畏风寒之状……面白无神，魄汗不止，体倦懒言，语微自怯，此本经气虚。"

《幼科推拿秘书》："又当补脾土，而益肺气……借土气以生金。"

（2）以"面色少华，神疲乏力，肢体欠温"为主症者：揉外劳宫15～20分钟。

方义：阳气不足，津液亏损，故面色少华，神疲乏力，肢体欠温。外劳宫为温补元阳的主穴，揉之能发汗，同时又有收敛的作用。

文献摘录：

《幼科推拿秘书》："外劳宫，在手背正中，属暖。"

《推拿抉微》："（外劳宫）脏腑积有寒气热气，皆能和解。"

2. 营卫不和

症状：自汗为主，汗出周身，微寒怕风，不发热或伴有低热，精神疲倦，胃纳不振，舌淡红，苔薄白。

治则：调和营卫。

取穴：

（1）以"汗出周身，微寒怕风，不发热或伴有低热"为主症者：掐揉合谷15～20分钟。

方义：本证多为表证，病后正气未复，营卫失和，卫气不固，营阴不能内守，津液无法固敛，故汗出周身，微寒怕风，不发热或伴有低热。合谷为手阳明大肠经原穴，可清热散风，调和营卫。

文献摘录：

《刺灸心法要诀》："合谷穴……主治……身体发热，汗不收。"

《拦江赋》："无汗更将合谷补……倘若汗多流不绝，合谷收补效如神。"

（2）以"精神疲倦，胃纳不振"为主症者：顺运八卦 15～20 分钟。

方义： 顺运八卦可宽胸理气，行滞消食。

文献摘录：

《小儿按摩经》："运八卦，除胸肚膨闷，呕逆气吼噎，饮食不进用之。"

3. 气阴虚弱

症状： 以盗汗为主，也常伴自汗。小儿消瘦，汗出较多，神萎不振，心烦少寐，寐后汗多，或伴低热口干，手足心热，哭声无力，形体虚弱，口唇淡红，舌质淡，苔少或花剥苔。

治则： 益气养阴。

取穴：

（1）偏气虚者：揉足三里 15～20 分钟。

方义： 汗为心之液，汗出则心血暗耗，血虚则神萎不振，心烦少寐，寐后汗多，或伴低热口干；哭声无力，形体虚弱，口唇淡红为气血不足之象。揉足三里可补气、益气、健脾。

文献摘录：

《针灸聚英》："三里，膝下三寸……足阳明胃脉所入为合……主胃中寒，心腹胀满，肠鸣，脏气虚惫，真气不足……元气乃伤，当于胃合三里穴中推而扬之，以伸元气。"

（2）偏阴虚者：补肾经 15～20 分钟。

方义： 手足心热，苔花剥是阴亏的表现。补肾经可补肾滋阴，调节机体水液代谢。

文献摘录：

《推拿捷径》："治肾虚汗多，应推补肾水，汗即止。"

【食疗方】

1. **红枣乌梅汤**　红枣 10 枚，乌梅 5 枚，水煎服。适用于汗证诸证。

2. **黄芪红枣汤**　黄芪 10g，红枣 10g，加水适量，煮沸，再小火煎煮 20～30 分钟即可。7 天为一个疗程。适用于气虚卫表不固。

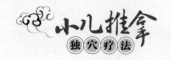

【调护】

宝宝患有汗证时，家长要嘱咐小儿尽量减少剧烈运动，日常生活中要注意个人卫生，勤换衣被，保持皮肤清洁；出汗后要用干毛巾及时擦干汗液，避免受凉感冒；此外，家长要及时给小儿补充水分及易于消化、营养丰富的食物，少食或不食辛辣、油腻之品。

二十八、发热

发热是指体温异常升高，高于正常标准（小儿正常腋下体温为：36～37℃），是小儿常见病症之一。临床上引起发热的原因有很多种，在未做出明确诊断之前，不可轻易用药。

【病因病机】

祖国传统医学认为，小儿发热一般分为外感发热、肺胃实热、阴虚发热、惊恐发热。小儿脏腑娇嫩，冷暖不知自调，易为外邪所侵，卫阳被遏而发热；外感、误治或乳食内伤，造成肺胃壅实，郁而化热；小儿素体阴虚或久病伤阴，致阴虚发热。惊则气乱，心火上炎引动肝火上升致惊恐发热。

【基础方】

（1）若体温在 37～38.5℃者，方选清天河水，介质用温开水。

方义： 清天河水具有清热解表，泻心火，除烦躁，润燥结的作用，清热而不伤阴，虚实热皆可用。

文献摘录：

《幼科推拿秘书》："清天河，天河穴在膀膊中，从坎宫小天心处一直到手弯曲池，清者，以我手三指或二指，自大横纹推到曲池，以取凉退热，并治淋疴昏睡，一切火症俱妙。"

（2）若体温在 38.5℃以上者，方选水底捞明月，介质用温开水。

方义： 水底捞明月可清热凉血、宁心除烦，主治高热、大热。

文献摘录：

《幼科推拿秘书》："热重不退，法宜清宜泄，水底捞月，揉涌泉，引热下行，揉脐及鸠尾"，"小儿诸热不退，法宜将水湿纸团，放在小儿手心内，再用水底捞明月法，立效"，"水底捞月，此退热必用之法也。"

【辨证论治】

1. 外感发热

症状：发热恶寒，鼻塞流涕，有汗或无汗，舌淡苔薄，指纹红或紫，脉浮。

治则：解表清热。

取穴：

（1）以"流清涕，打喷嚏"为主症者：黄蜂入洞 15～20 分钟。

方义：此为风寒犯表所引起的发热，治以发汗解表，黄蜂入洞可通鼻窍、解表发汗。

文献摘录：

《推拿三字经》："流清涕，风寒伤，蜂入洞，鼻孔强。"

《幼科推拿秘书》："此寒重取汗之奇法也……用此法汗必至。若非重寒阴症，不宜用。盖有清天河捞明月之法在。"

（2）以"鼻塞"为主症者：揉曲差穴 15～20 分钟。

方义：曲差可祛风通络，主治鼻塞。

文献摘录：

《针灸甲乙经》："头痛身热，鼻窒，喘息不利，烦满汗不出，曲差主之。"

（3）以"微汗出，流黄涕，咽红痛"为主症者：清天河水 15～20 分钟或提捏大椎。

方义：此为风热犯表或风寒入里化热所引起的发热，治以清热解表，清天河水可清热解表；或用大椎穴，可清热解表，通经活络。

文献摘录：

《幼科推拿秘书》："清天河，天河穴在膀膊中，从坎宫小天心处一直

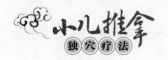

到手弯曲池……取凉退热……"

《推拿抉微》："……清天河水……治一切热症。"

《西方子明堂灸经》："（大椎）在第一椎上陷中，宛宛中……主五旁七伤，温疟、疟，痉背膊拘急，项强不得回顾。主伤寒热盛，烦呕。主伤风劳食气。"

（4）以"恶寒，无汗"为主症者：拿列缺或揉二扇门15～20分钟。

方义：发热恶寒、无汗者，风寒较重。列缺可温阳散寒，解表清热；揉二扇门可发汗解热。

文献摘录：

《推拿三字经》："治伤寒，拿列缺，出大汗，立无恙。"

《推拿仙术》："揉掐二扇门发汗用之。"

《推拿抉微》："夏英白曰：二扇门穴，在手背中指上两旁，离中指半寸许。如欲发汗掐心经，掐内劳宫，推三关。汗犹不出，则掐此穴，至儿手中心微汗出乃止。"

2. 肺胃实热

症状：高热，口渴，嗳腐吞酸，恶心呕吐，便秘，舌苔黄厚腻，脉滑数。

治则：清热泻火。

取穴：

（1）以"口渴，恶心呕吐，呕吐物酸臭"为主症者：清揉板门15～20分钟。

方义：宿食积久而化热，胃腑积热，灼伤津液，故口渴、口臭、舌苔黄腻；胃气上逆则恶心呕吐，嗳腐吞酸。清揉板门可清泻胃火，消食化积。

文献摘录：

《小儿推拿方脉活婴秘旨全书》："板门：在大指节下五分，治气促、气攻，板门推向横纹，主吐，横纹推向板门，主泻。"

《幼科推拿秘书》："板门推向横纹……止吐神效。"

（2）以"大便干，味酸臭"为主症者：退六腑15～20分钟。

方义：宿食积久而化热，化热则大便干结，味酸臭。退六腑可泄热通便。

文献摘录：

《小儿推拿方脉活婴秘旨全书》："六腑专治脏腑热，遍身潮热大便结……"

3. 阴虚发热

症状：午后夜间发热，手足心热，盗汗，大便干，小便黄，食少消瘦，舌红少苔，脉细数。

治则：滋阴清热。

取穴：揉二马 15 ~ 20 分钟。

方义：阴虚则生内热，二马可补肾滋阴，治疗阴虚阳亢，潮热烦躁、小便黄等症。

文献摘录：

《按摩经》："二人上马，能补肾，清神顺气，苏醒沉疴，性温和。"

《推拿仙术》："揉掐二人上马，清补肾水用之……"

《小儿推拿方脉活婴秘旨全书》："二人上马：在小指下里侧，对兑边是穴……清补肾水。"

4. 惊恐发热

症状：因暴受惊恐而发热，面色青，惊悸哭闹，睡中惊醒。

治则：镇惊清热。

取穴：取天河水 15 ~ 20 分钟。

方义：小儿神气不足、心气怯弱，易受惊而发热。下取天河水可清心热、安神志，退惊热。

文献摘录：

《厘正按摩要术》："取天河水法主大凉，病热者用之。将儿手掌向上，蘸冷水由天河水推至内劳宫。"

【食疗方】

1. **姜糖茶**　生姜 5g，红糖适量，加水 150ml，煮沸，温服即可。适

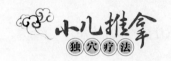

用于外感风寒发热。

2. 西瓜汁　取西瓜榨汁 100～150ml，常温服用即可。适用于肺胃实热。

【调护】

发热患儿应卧床休息，多饮温开水，冷暖适度，饮食有节。一般来说，腋温 37.5～38℃为低热，38.1～39℃为中热，39.1～40℃为高热，体温高于 41℃为超高热。高热患儿如出现频繁呕吐，烦躁不安或昏睡者，应及时到医院就诊，进行综合治疗，切不可大意。

二十九、夏季热

夏季热是婴幼儿在暑天所发生的一种特有的季节性疾病，秋季转凉后症状可自行消退。临床以长期发热，口渴多饮，多尿，少汗或汗闭为特征，经各种检查又无器质性病变的一种病症。西医称之为暑热证，发病年龄多见于 6 个月至 3 岁小儿。

【病因病机】

小儿先天禀赋不足，或后天失养，或病后体虚，感受暑热之气，外灼肌腠，内袭肺胃，耗伤气津所致。疾病初起，暑热易伤津耗气，致肺胃气津两伤，疾病迁延或素体脾肾虚弱，外为暑气熏蒸，内则真阳不足，则易出现热淫于上，阳虚于下的上盛下虚证。

【基础方】

同发热：

（1）若体温在 37～38.5℃者，方选清天河水，介质用温开水。

（2）若体温在 38.5℃以上，方选水底捞明月，介质用温开水。

【辨证论治】

1. 暑伤肺胃

症状：发热持续不退，体温多午后升高，口渴欲饮，无汗，皮肤灼热，小便频数而清长或淡黄，精神烦躁口唇干燥，舌稍红，苔薄腻或薄黄，脉数。

治则：消暑益气，养胃生津。

取穴：

（1）以"发热、无汗，小便频数而清长或淡黄"为主症者：清肺经15～20分钟。

方义：发热、无汗，多为暑伤肺之气津；多尿显著，为肺经有热下迫膀胱。清肺经可清肺泻热。

文献摘录：

《保赤推拿法》："掐揉肺经穴法：肺经，即无名指尖。向下掐之，去肺火。"

《推拿三字经》："肺经正穴在无名指端，自根至梢，可清不可补。"

（2）以"口渴欲饮，口唇干燥"为主症者：掐揉四横纹15～20分钟。

方义：四横纹可退热除烦，消胀散结。

文献摘录：

《幼科推拿秘书》："四横纹……掐者，以我大指掐之，按穴不起，手微动，却有数，其数如推运之数。盖因脏腑有热，口眼歪斜，嘴唇破烂，掐此退热除烦，且止肚痛。"

《小儿推拿广意》："四横纹，掐之退脏腑之热，止肚痛，退口眼歪斜。"

2. 暑湿伤脾

症状：身热不扬，或有微汗，倦怠乏力，肢端阴凉，面色苍黄，饮食不振，大便不调，小便清长，苔薄腻，脉濡数。

治则：健脾益气，清暑化湿。

取穴：清补脾（先清后补，清补比例为1：3）15～20分钟。

方义：小儿脾常不足，或病后脾胃失调，脾受暑湿所困，多为虚多实少，故先清后补，以补为主。

文献摘录：

《推拿三字经》："脾胃恙，清补脾，俱去恙，向内补，向外清，来回

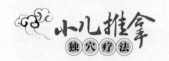

推，清补双……"

3. 上盛下虚

症状：精神萎靡，虚烦不安，面色苍白，两颧发红，下肢清冷，食欲不振，小便清长，频数无度，大便稀薄，身热不退，朝盛暮衰，头额干灼无汗，口渴多饮，舌红，苔薄黄，脉沉数无力。

治则：清上温下，寒温并用。

取穴：揉涌泉 15 ~ 20 分钟。

方义：此证见于病程较长，素体虚弱者，上焦发热未清，下焦命火已亏。涌泉可引火归元，退热。

文献摘录：

《幼科推拿秘书》："涌泉穴，在脚心不着地处。左揉止吐，右揉止泻……退烦热，亦妙引热下行。"

4. 热留阴分

症状：暮热晨凉，手足心热，肌肤灼热无汗，小便频数，色黄而臊，面容消瘦，精神烦倦，舌红，苔少，脉沉细数。

治则：滋阴清热，透泄留邪。

取穴：揉二马 15 ~ 20 分钟。

方义：日久热入阴分，阴液已亏，二马可补肾滋阴。

文献摘录：

《按摩经》："二人上马，能补肾，清神顺气，苏醒沉疴，性温和。"

《推拿仙术》："揉掐二人上马，清补肾水用之……"

《小儿推拿方脉活婴秘旨全书》："二人上马：在小指下里侧，对兑边是穴……清补肾水。"

【食疗方】

1. **绿豆汤**　清热解毒、止渴消暑。先将绿豆浸泡 30 分钟，然后沥出，放入锅中，加适量的水，煮沸 5 ~ 6 分钟即可。

2. **荷叶粥**　清暑利湿。鲜荷叶 1 张，煎汤去渣，加入粳米 100g 煮成稀粥，饮用时可加砂糖少许。

【调护】

日常生活中家长要注意调节小儿饮食，注意营养搭配，增强小儿体质，避免各种感染。密切关注小儿起居，保持房间空气流通，尤其夏季时保证房间凉爽，必要时异地避暑。宝宝患病后，家长要加强护理，注意防止并发症，多让患儿饮水，保证患儿每日身体所需的营养量。

三十、滞颐（流口水）

滞颐是指小儿口中涎液不自觉地从口内流溢出来的一种病症，多见于3岁以下幼儿，俗称流涎、流口水，西医称流涎症。若因出牙、口疮、鹅口疮，软瘫、痴呆等所致者，不属本病范畴，应积极治疗原发病。

【病因病机】

涎为脾之液，故流涎与脾胃运化密切相关，病位在脾胃，《医灯续焰》："（滞颐）俗名口水，流滞于颐下，故名。由脾虚冷液多，不能收摄耳。亦有脾虚挟热而流者，宜审证施治。"

【辨证论治】

1. 脾胃湿热

症状：流涎黏稠，口臭，腹胀，便秘，小便黄赤，舌红，苔黄腻，脉滑数，指纹紫滞。

治则：清热燥湿，泻脾和胃。

取穴：

（1）以"流涎黏稠，口臭，舌红"为主症者：清脾经15～20分钟。

方义：小儿乳食不节，嗜食肥甘辛辣之物或食母乳过热，致脾胃湿热，熏蒸于口。清脾经可清泻脾热，泻火除烦。

文献摘录：

《本草单方》："小儿流涎，脾热也；或兼胸膈有痰。"

《圣惠方》："新桑根白皮，捣自然汁涂之。甚效。干者煎水。"

（2）以"腹胀，便秘"为主症者：推下七节骨 15～20 分钟。

方义：湿热下注导致腹胀、便秘，推下七节骨可泄热通便。

文献摘录：

《幼科推拿秘书》："……必自上七节骨擦下龟尾为泄……"

《小儿推拿广意》："便秘者，烧酒在肾俞推上龟尾。"

（3）以"小便黄赤"为主症者：清小肠 15～20 分钟。

方义：湿热下注导致小便黄赤，清小肠可泄膀胱湿热。

文献摘录：

《推拿三字经》："小肠膀胱二穴，小便不利，膀胱气化不利，向外清之，老幼加减……"

2. 脾胃虚寒

症状：面黄，流涎清稀，口淡无味，肌肉消瘦，懒言乏力，饮食减少，大便稀薄，小便清长，舌淡苔薄白，脉沉缓无力，指纹淡红。

治则：健脾益气，温中化湿。

取穴：

（1）以"面黄，流涎清稀，口淡无味，肌肉消瘦，懒言乏力，饮食减少"为主症者：补脾经 15～20 分钟。

方义：小儿脾常不足，或后天失养，脾胃虚冷，不能制其津液，湿浊上犯，故面色暗黄，流涎清稀，口淡无味，倦怠乏力。补脾经可健脾益气。

文献摘录：

《医学纲目》："小儿滞颐者，多涎流出，积于颐上，此由脾胃冷，涎多故也。脾之液为涎，缘脾胃虚冷，不能制其津液，故流出于颐，法当补脾。"

（2）以"大便稀薄，小便清长"为主症者：揉外劳 15～20 分钟。

方义：揉外劳可温阳散寒，温固下元。

文献摘录：

《推拿三字经》："……外劳宫（外劳宫在手背中心，与手心相对。此穴大热，能去寒风冷气），下寒良（外劳宫为暖穴，善治下寒）……"

《推拿按摩卷·幼科推拿秘书》："外劳在手背居中，紧与内劳对，故亦名劳宫也。属热，揉之取汗，能治粪白不变，五谷不化，肚腹泄泻诸病……"

【食疗方】

生姜甘草汤：适用于脾胃虚寒者。生姜 3g，甘草 3g，加水 300ml。文火煮成 50ml，代茶频饮，日 1 剂，可连服 3～5 天。

【调护】

在日常生活中，家长要注意调节小儿饮食，注意营养搭配，增强小儿体质，避免各种感染；注意饮食卫生，防止损伤脾胃；切忌经常亲吻或按压小儿腮部，以免刺激腮腺管口而导致流涎。针对流涎患儿，家长要勤换口兜布，以免刺激颐部而引起局部溃烂；擦口水的纸巾应细软，且经常换洗、消毒，避免感染。

三十一、小儿肌性斜颈

小儿肌性斜颈是以头歪向患侧、前倾，颜面旋向健侧，颈部活动受限为其特点的疾病。临床上应排除脊柱畸形引起的骨性斜颈，视力障碍的代偿姿势性斜颈和颈部肌麻痹导致的神经性斜颈。1 岁以内的患儿推拿效果较好，临床中应该做到早发现、早治疗。

【病因病机】

小儿肌性斜颈的病理主要是患侧胸锁乳突肌发生纤维性挛缩，起初可见纤维细胞增生或肌纤维变性，最终全部为结缔组织代替。本病发病机制目前尚不明确，研究认为可能与产伤、胎位不正、宫内异常压力及位置不良有关。

【临床表现】

患儿肌性斜颈可在出生后即存在，也可在出生后 2～3 周出现。主要表现为头向患侧倾斜、前倾，颜面转向健侧，患侧可有或无肿块。当头颈

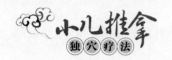

部被动转向健侧时，可见患侧胸锁乳突肌增粗、紧张，呈条索状。胸锁乳突肌 B 超检查有助于确诊。

若治疗不及时，随着患儿发育，畸形进一步发展，逐渐出现脸部不对称，患侧颜面明显小于健侧，健侧枕部较患侧显著扁平，患侧耳、眉、眼低下，嘴角上翘，甚至可有脊柱侧弯。

【治疗】

治则：舒筋活血、软坚消肿，局部为主。

取穴：揉捏桥弓 15～20 分钟。

方义：小儿肌性斜颈的病位主要在桥弓，故揉捏桥弓穴以舒筋活血、化瘀，通经活络，软坚化瘀。

有肿块者：施术者用拇、食、中三指提拿揉捏肿块，手法宜轻，切勿过重。

颜面发育不良者：多指按揉患侧面部，以皮肤潮红为度。

嘴角上翘者：以食、中、无名指、小指四指托起腮部肌肉，同时拇指向下按揉、牵拉面颊部 5～10 遍。

眼裂发育不良者：以拇指指腹沿患侧眉根至眉梢向上旋揉至发际 5～10 遍。

耳部发育不良者：拇、食、中指自下而上捻揉耳廓 3～5 遍。

若斜方肌等其他肌群有紧张或活动障碍等不适，要注意按揉病变肌群。

本病的治疗疗程较长，需要家长与医生的密切配合，治疗时手法要轻柔，时间不宜过长，平时注意姿势矫正，定期去医院治疗复查。

【姿势矫正】

1. 患儿睡觉时，使患儿处于仰卧位，将头部稍偏向健侧，必要时可用枕头抵住患儿头部两侧。

2. 患儿母亲在哺乳或睡眠时，紧贴患儿患侧，以求患侧处于伸展状态。

3. 患儿家长平时应尽可能想办法，于患儿患侧后方引起患儿注意力，使其向患侧转头，促进功能恢复。

4. 患儿家长生活中，竖立抱患儿时，以自己侧头部贴于患儿患侧面颊部，使其向健侧牵伸，处于牵伸侧扳法时的治疗体位，以促进患侧的恢复。

第二节　治未病

一、"治未病"的历史渊源

"治未病"最早见于《黄帝内经》，是古人在长期与疾病斗争过程中发现并总结出来的。《素问·四气调神大论篇》有言："是故圣人不治已病，治未病，不治已乱，治未乱，此之谓也。夫病已成而后药之，乱已成而后治之，譬犹渴而穿井，斗而铸锥，不亦晚乎！"指出了"治未病"的重要意义。《素问·刺热篇》记载："肝热病者，左颊先赤，心热病者，颜先赤，脾热病者，鼻先赤，肺热病者，右颊先赤，肾热病者，颐先赤，病虽未发，见赤色者，刺之，名曰治未病。"在这里，"病虽未发"意思是此时人体已经受邪，只不过疾病症状还未表现出来，或者是表现出的症状很少，极易被人忽略。综上所言，"治未病"一是指预防疾病，即"未病先防"，如平时多给孩子捏脊以强身健体、增强体质等；二是指早期治疗，即"病虽未发"，及时采取措施，阻断疾病进一步发展。

另外，《灵枢·逆顺篇》亦云："上工刺其未生者也，其次刺其未盛者也，其次刺其已衰者也，下工刺其方袭者也，与其形之盛者也，与其病之与脉相逆者也，故曰方其盛也。勿敢毁伤，刺其已衰，事必大昌。故曰上工治未病，不治已病，此之谓也。"提示我们善治未病，防患于未然才是高明的大夫。

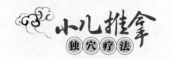

那么如何做到"治未病"，及时阻止疾病的发展呢？以下是我根据古文献并结合多年临床经验总结出来的方法，和大家一起交流，希望对大家有所帮助。

二、创立"治未病"五穴疗法

为何选取"五穴"呢？我们先来说说疾病的"症候"。"症候"中"候"为时令名，根据中医理论和中国历法，五天为一候，一年共七十二候。《素问·六节藏象论篇》云："五日谓之候，三候谓之气，六气谓之时，四时谓之岁。""症候"通俗地说，就是疾病表现出的现象，有"五天一变化"的说法。为了取得全面调理、疏通经络、简便易行、家长易于掌握的效果，本人在长期临床工作中，总结出了用于儿童日常保健的"五穴疗法"。"五穴疗法"是指，从周一到周五每日取一穴进行推拿，周六周天休息，主要用于儿童日常保健，以增强儿童体质，达到"治未病"的目的。

三、治未病"五穴疗法"应用

（一）益智

智力是指生物一般性的精神能力，是指人认识、理解客观事物并运用知识、经验等解决问题的能力，包括记忆、观察、想象、思考、判断等；是指认识、理解客观事物并运用知识经验等解决问题的能力。

人的神经系统发育较早，3岁以内是脑发育最快的时期，因此在这一黄金时期，及时运用小儿推拿方法进行干预，助力小儿大脑发育，促进小儿智力开发，让孩子赢在起跑线上，至关重要。

【操作】

周一推五经 3 ~ 5 分钟，周二补脾经 3 ~ 5 分钟，周三补肾经 3 ~ 5 分钟，周四捣小天心 3 ~ 5 分钟，周五掐揉五指节 3 ~ 5 分钟。

【方义】

清·骆如龙所著的《幼科推拿秘书》阐明了五指与经络的联属关系，创立了五指经穴通连理论。**推五经**可同时刺激脾经、肝经、心经、肺经、肾经，也可刺激手部末梢神经，以促进脑神经的发育，提高智力。

文献摘录：

《幼科推拿秘书》："中指名为将者，属心。心气通于舌，络联于将指，通背左筋，心俞穴，手中冲穴，足涌泉穴"。"大拇指下一指，名为食指，属肝。肝气通于目，络联于手指，通于小天心穴，足太溪穴"。"大拇指属脾土，脾气通于口，络联于大指。通背右筋天枢穴，手列缺穴，足三里穴"。"小指上一指，名为无名指，属肺。肺气通于鼻，络联于无名指，通胸前膻中穴，背后风门穴"。"小指属肾，肾气通于耳，络联于小指，通目瞳仁，手合谷穴，足大敦穴"。"大肠筋在食指外边，络联于虎口，直到食指侧巅"。"小肠筋在小指外边，络联于神门，直到小指侧巅"。

补脾经：可调中和胃，补益气血。脾为后天之本，肾为先天之本，先天与后天相互资助、相互促进，在补脾的同时又可加强肾的功能。

文献摘录：

《灵枢·平人绝谷篇》："故神者，水谷之精气也。"

《幼科推拿秘书》："脾土，在大拇指上螺纹，男左旋，女右旋。而程公权云：不如屈小儿大指内推为补，直指外推为清。盖因小儿虚弱，乳食少进，必推此有效。至痰食诸症，又必先泻后补。总之，人一身以脾土为主，推脾土以补为主，清之省人事，补之进饮食，万物土中生，乃一身之根本。治病之要着也。"

补肾经：可滋阴补肾，温补元阳，强筋壮骨。中医认为肾与脑关系密切：脑为髓海；肾藏精，主骨生髓，上通于脑。故补肾经又可益精填髓，健脑益智，促进脑的发育及儿童生长发育。

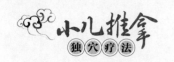

肾为先天之本，脾为后天之本，先天与后天相互资助。《素问·阴阳应象大论篇》有言："脾在志为思。"因而补肾助阳的同时又可资助脾阳，加强了脾的功能，使小儿保持愉快的心情，促进小儿健康成长。

文献摘录：

《素问·五脏生成篇》："诸髓者，皆属于脑。"

《医学入门·天地人物气候相应图》："髓则肾主之。"

捣小天心：可通窍散瘀，畅通经络，安神镇惊，为小儿推拿常用穴之一。小天心为诸经之祖，掐揉小天心，可动诸经、治百病。

文献摘录：

《厘正按摩要术》："掐大横纹，大横纹，即总心经，小天心在掌根处，为诸经之祖。"

五指节：为益智要穴。揉五指节可刺激手指末梢神经，进而促进脑神经的发育。

文献摘录：

《中国小儿推拿学》："经常捻五指有利于小儿智力发育，可用于小儿保健。"

【食疗方】

大枣茯神粥：粟米 50g，茯神 10g，大枣 5 颗。先用水将茯神煎煮，取煎煮的汁液备用。再将茯神汁液与粟米、大枣一起煎煮成粥。具有安神益智，健脾养心的功效。

（二）增高（促生长）

孩子为何能长高？身高的增长受激素的调节和控制，垂体前叶分泌直接调节机体功能的激素。生长激素主要负责细胞数目的增加，即能使蛋白质和 RNA 增加，也能使 DNA 增加；对骨骼的作用主要为促进关节软骨和骨骼软骨及长骨的形成和生长。

大体而言，人的一生中有两个重要的生长高峰期：第一个，在 2 岁以内，越小生长越快；第二个，在青春期，年增幅达 8～10cm，此时也是调整身高的最佳时期。在一年中，春季是儿童生长发育的一个重要时期，《素问·四气调神大论篇》中有："春三月，此谓发陈，天地俱生，万物以荣……"春季的三个月谓之发陈，是推陈出新、生命萌发的时令。天地自然都富有生气，万物欣欣向荣。这段时间，小儿生长发育会迅速提高。世界卫生组织一项报告显示，儿童生长发育在春季 3～5 月份最快，春天的生长速度是秋天的 2～2.5 倍（5 月份平均增长 7.3mm，10 月份平均增长 3.3mm）。因此我们要抓住孩子生长的两个高峰期，平日尤其是春季通过推拿及早干预，让孩子快快长个儿，不再羡慕别人的"大长腿"。

【操作】

周一补肾经 3～5 分钟，周二补脾经 3～5 分钟，周三揉增高穴 3～5 分钟，周四捏脊 5～7 遍，周五捻五指 3～5 分钟。

【方义】

补肾经：可滋肾壮阳，强筋健骨，"骨为肾之余"，肾主骨，为先天之本。

文献摘录：

《素问·六节藏象论篇》："肾者，主蛰，封藏之本，精之处也，其华在发，其充在骨，为阴中之少阴，通于冬气。"

《素问·五脏生成篇》："肾之合骨也，其荣发也，其主脾也。"

补脾经：可健脾和胃，补益气血，脾为后天之本。先天与后天相互资助。

文献摘录：

《素问·六节藏象论篇》："脾者，仓廪之本，荣之居也，其华在唇四白，其充在肌，其味甘，其色黄，此至阴之类，通于土气。"

《素问·五脏生成篇》："脾之合肉也，其荣唇也，其主肝也。"

增高穴：包括两穴，上高穴：手掌第四、五掌骨之间，握拳时小指尖所触之处上 1 寸（一横指）；下高穴：手掌第四、五掌骨之间，握拳时小指尖所触之处上 2 寸（两横指）。增高穴可促进脑神经皮质激素分泌，促进身高增长。

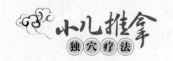

捏脊：可调和阴阳，理气和血，强身健体，激活全身的生长功能。常用于治疗食欲不振、消化不良、腹泻、失眠及小儿疳积等症。

文献摘录：

《中医辞典·捏脊》："推拿方法，又名捏积，是儿科按摩法之一。"

《肘后方·治卒腹痛方》："拈取其脊骨皮深取痛引之，从龟尾至顶乃止。未愈更为之。"

捻五指：施术者拇指和食指捏住治疗部位（拇指、食指、中指、无名指、小指），从指根部到指尖，做相对用力的捻动（紧捻慢移）。小儿百脉汇于两掌，捻五指可疏通经络，伸筋拔骨。

文献摘录：

《外科备要·五指经脉所属》："大指属肺，食指属大肠，中指属心包，无名指属三焦，小指内侧属心，外侧属小肠。"

《重楼玉钥》："用指于所属部分经络之路上下左右推而行之，引而止之往来循之，使血气上下均匀。"

【食疗方】

1. 牛奶燕麦粥　锅内加水约150ml，再将牛奶250ml，燕麦片50g（即食燕麦）放入锅内，煮沸后关火，食用时可加适量蜂蜜调味。

2. 葱苗猪肝　猪肝300g，葱苗30g，淀粉适量。猪肝切成片，葱苗切成段，猪肝用1g左右的盐拌一下，使入味，用干淀粉上浆，放入烧至四五成的热油中，放入葱苗，炒熟后盛出。

【增高锻炼】

平时可以锻炼孩子踮脚尖走路或平躺空蹬自行车，以刺激长骨发育。

（三）护眼

眼是人体的视觉器官，良好的视力对于正常的生活和学习起着至关重要的作用，长时间使用眼睛而造成用眼过度，是眼睛疲劳的一大主因。眼睛干涩、酸痛、疲劳，均为视疲劳的症状。而视疲劳又是导致近视、远视，甚至白内障、青光眼、视网膜剥离等眼疾的一大主因。

在青少年中，最常见的眼疾是近视，由于近年来，小学生近视的发病率呈逐年上升的趋势，故而，保护视力，预防近视，养成良好的用眼习惯就变得尤为重要。

【操作】

周一刮上下眼眶 3 分钟，每日两次；周二按揉睛明穴 3 分钟，每日两次；周三按揉攒竹穴 3 分钟，每日两次；周四按揉四白穴 3 分钟，每日两次；周五运太阳穴 3 分钟，每日两次。

【方义】

刮上下眼眶可缓解睫状肌和眼外肌的痉挛状态，消除视疲劳。促进眼周血液循环，使眼睛得气血濡养而能视。

睛明： 为足太阳膀胱经穴，是小肠经、膀胱经、胃经、阴跷脉、阳跷脉之交会穴。可祛风清热，活络明目。《内经》云："善治病者，和于阴阳……"睛明穴作为阴阳交合之所，对于调理眼部气血阴阳有着举足轻重的作用。为治疗眼系疾病的首选穴位。

文献摘录：

《灵枢·大惑论》："五脏六腑之精气，皆上注于目……"

《针灸大成》："（睛明）主目视不明，恶风流泪，憎寒头痛，目眩，内眦赤痛……眦痒，浮肤白翳，胬肉侵睛，童子生障，小儿疳眼。"

攒竹： 属足太阳膀胱经，可通络明目，具有很好的调气作用。主治目视不明等目疾。

文献摘录：

《秘传眼科龙木论》："攒竹二穴。一名始光，一名光明，一名员柱。足太阳脉气所发。治……视物不明，眼中赤痛。"

四白： 白指光明，本穴能使目明四方而光明，故名四白。本穴为足阳明胃经穴，可祛风明目，清热通络。

文献摘录：

《针灸甲乙经》："目痛口僻，戾目不明，四白主之。"

《类经图翼》："（四白）头痛目眩，目赤后翳，𥆧动流泪，眼弦痒，

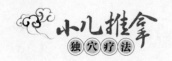

口眼㖞僻不能言。"

太阳穴：采用运法，放松眼部肌肉与神经，缓解眼疲劳。主治目赤肿痛，目眩，目涩等症状。

【食疗方】

枸杞菊花茶：取菊花和枸杞适量，用清水洗净，沥干备用。将菊花和枸杞放入锅中，加清水适量大火煮开后，用小火再煮 10 分钟后关火，待稍凉后滤出茶汁饮用。此方也可直接泡水饮用。

【附】独创"于氏护眼操"

具体操作方法如下：

1. 轮刮眼眶，刮上、下眼眶各 36 次；重点点按攒竹、鱼腰、丝竹空、睛明、四白等穴。

2. 闭目转眼球，青少年顺时针、逆时针各 36 次，儿童各 24 次。

3. 儿童闭眼，双手拇指轻轻从目内眦推向目外眦，经过眼球时，轻轻按压，如此反复 2～3 次。

4. 熨目（温经手法）：双手掌快速摩擦感到发热发烫，将双手掌心内劳宫轻覆于双眼上，待热感不明显时，再重复上述操作，如此反复 5 次。

注意事项：

1. 做操前清洁双手，防止眼部感染。

2. 手法柔和，用力适度，切勿过快。

3. 当眼睛有炎症或颜面部有感染病灶时，应暂停做操。

4. 在学习和日常生活中注意用眼卫生，减少视屏时间，久视后要休息片刻，并经常远眺景物等。

5. 按压眼球时注意眼心反射（眼球在摘除、受压或眼肌牵拉时受机械性刺激，引起迷走神经过度兴奋，导致心律失常，脉搏变慢者，称为眼心反射），防止不良反应的发生。

（四）安神

小儿神气怯弱，易受惊吓。心主神明，为五脏六腑之大主，心主血脉，心神惑乱，气血则无法濡养全身脏腑经络，进而使小儿生长发育受到影响，所以小儿精神调养极为重要。

【操作】

周一摩囟门 3~5 分钟，周二掐揉小天心 3~5 分钟，周三掐揉五指节 3~5 分钟，周四猿猴摘果 3~5 分钟，周五抚背 50~100 遍。

【方义】

摩囟门：可安神通窍，常用于小儿保健，由于囟门处的颅骨没有完全闭合，脑组织的上方只有一层头皮保护。所以，操作时一定要手法轻柔，切不能用力按压，否则有可能会对脑组织造成损伤。

文献摘录：

《金匮启钥·幼科》："囟者，人之顶门也……盖人在胎中，诸窍尚闭，惟此窍独开，通气过脉，均系于此。此乃人身关键要处，全赖父母精血化成。"

《千金要方》："小儿虽无病，早起常以膏摩囟上及手足心，甚避寒风。"

掐揉小天心：可安神镇惊、除烦。小天心为诸经之祖，掐揉小天心，可动诸经、治百病。

文献摘录：

《按摩经》："掐小天心，天吊惊风，眼翻白偏左右，及肾水不通用之。"

掐揉五指节：可安神镇惊，通关窍。

文献摘录：

《推拿指南》："掐五指节法：此法治一切惊风及四肢抽搐、夜来不安、伤风面青。"

猿猴摘果：可镇惊安神，惊悸不安之症常用。

文献摘录：

《灵枢·经脉篇》："耳为宗脉之所聚。"

《灵枢·邪气脏腑病形篇》："十二经脉，三百六十五络，其血气皆上于面而走空窍，其精阳气上走于目而为睛，其别气走于耳而为听。"

《儿科推拿疗法简编》"……猿猴摘果之状，定惊悸，除寒积。"

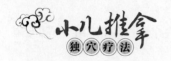

抚背：小儿取俯卧位，家长右手中指放于孩子督脉处，食指、无名指分别放在膀胱经第一侧线，拇指、小指分别放在膀胱经第二侧线，然后自上而下轻推。一手推两经，有安神镇惊的作用。

【食疗方】

莲子羹：干莲子20g，藕粉30g，用温水泡发莲子后放入锅中，煮熟，藕粉冷水调和后，下入锅中，水开即可出锅。可补中益气，养心安神。

（五）健脾和胃

脾为后天之本，气血生化之源。脾与胃互为表里，小儿生长发育皆赖于脾胃化生的水谷精微。小儿时期生长发育迅速，所需要的营养物质更多，但小儿脏腑娇嫩，形气未充，具有脾常不足的特点。若喂养不当，失于调护，造成脾胃功能的紊乱，必然会影响小儿正常的生长发育。因而一定要注意小儿脾胃的顾护。

【操作】

周一顺时针、逆时针摩腹各100遍，周二掐揉四横纹3~5分钟，周三补脾经3~5分钟，周四揉板门3~5分钟，周五按揉足三里3~5分钟。

【方义】

摩腹：可消食化滞，降逆止呕，健脾。中医认为腹为"五脏六腑之宫城，阴阳气血之发源"，孙思邈以"食后行百步，常以手摩腹"作为养生之道。

文献摘录：

《千金要方》："食毕当散步，数里来回行，摩腹数百遍，可以除百病。"

《理瀹骈文》："调中者摩腹，寓太和之理"，"饭后摩腹，助脾运免积滞也。"

掐揉四横纹：可消胀散结、调和气血。

文献摘录：

《小儿按摩经》："推四横纹，和上下之气血，人事瘦弱，奶乳不思，手足常掣，头偏左右，肠胃湿热，眼目翻白者用之"，"推四横纹：以大拇指往来推四横纹，能和上下之气，气喘腹痛可用。"

《小儿推拿广意》："四横纹，掐之退脏腑之热，止肚痛，退口眼歪斜。"

补脾经： 可补虚扶弱，补血生肌，进饮食，助消化。医家吴崑有言："脾胃者土也，土为万物之母。"

文献摘录：

《幼科发挥》："胃者主纳受，脾者主运化，脾胃壮实，四肢安宁，脾胃虚弱，百病蜂起。故调理脾胃者，医者之王道也……"

《保赤推拿法》："掐揉脾经穴法：……治小儿虚弱，饮食不进，肚起青筋，面黄，四肢无力。"

揉板门： 可健脾和胃，运达上下之气。

文献摘录：

《推拿三字经》："……吐并泻，板门良（此穴亦属脾胃也，脾虚作泻，胃虚乃呕，此穴能运达上下之气也），进饮食（板门之穴属胃经，又能运达上下之气，能进饮食），亦称良（故曰称良，岂止治上吐下泻乎，心口疼亦此穴也）。"

足三里： 为足阳明胃经五输穴之合穴，五行属土；且是胃的下合穴。可理脾胃、调气血、补虚乏、泻胃热，防病保健。

文献摘录：

《针灸大成》："（足三里）主胃中寒，心腹胀满，肠鸣，脏气虚惫，真气不足，腹痛食不下，大便不通……"

《灵枢·五邪篇》："邪在脾胃，则病肌肉痛，阳气有余，阴气不足，则热中善饥；阳气不足，阴气有余，则寒中肠鸣腹痛；阴阳俱有余，若俱不足，则有寒有热，皆调于三里。"

【食疗方】

糯米山药粥：糯米 200g，山药 200g，放入锅中同煮。具有健脾养胃的功效。

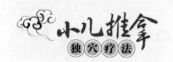

（六）健脾保肺

小儿肺脏娇嫩，既易受外邪侵袭，又不耐寒热。肺脏之所以娇弱，主要在于脾常不足，肺在五行中属金，脾在五行中属土，脾为肺之母，脾气健旺，水谷精微上注于肺，卫外自固，外邪就无从而入。经常进行保肺推拿保健，可宣通肺气，增强机体抗病能力。

【操作】

周一补脾经 3～5 分钟，周二清肺经 3～5 分钟，周三揉外劳宫 3～5 分钟，周四捏脊 5～7 遍，周五揉肺俞 3～5 分钟。

【方义】

补脾经：可补虚扶弱，补血生肌，进饮食，助消化。五行当中脾土生肺金，补脾经可加强肺脏的功能。

文献摘录：

《推拿三字经》："……肺虚恙，补脾土（脾土不能肺金，故当补之）。"

清肺经：可清肺泻热，化痰止咳。肺为相傅之官，总揽一身之气。《内经》云："诸气者，皆属于肺"，肺脏上可疏解肝经的郁结，中可运化脘腹之湿浊，下可补肾中之亏虚。

文献摘录：

《小儿推拿广意》："肺金，推之止咳化痰，性主温和。"

《幼科推拿秘书》："正推向外泄肺火。"

外劳宫：可发汗解表，温阳散寒，对于易感冒咳嗽者具有很好的预防作用。

文献摘录：

《小儿按摩经》："揉外劳宫，和脏腑之热气，遍身潮热，肚起青筋揉之效。"

捏脊：可调和阴阳，理气和血，强身健体，激活全身的生长功能。常用于治疗食欲不振、消化不良、腹泻、失眠及小儿疳积等症。"

文献摘录：

《中医辞典·捏脊》："推拿方法，又名捏积，是儿科按摩法之一。"
《肘后方·治卒腹痛方》："拈取其脊骨皮深取痛引之，从龟尾至顶乃止。未愈更为之。"

揉肺俞：可调肺气，补虚损，止咳嗽。

文献摘录：

《保赤推拿法》："此穴在肩膀骨之夹缝处，两边两穴，揉之化痰。"
《推拿仙术》："肺俞穴，一切风寒用大指面蘸姜汤旋推之，左右同。"
《厘正按摩要术》："推肺俞：肺俞在第三椎下，两旁相去脊各一寸五分，对乳引绳取之。须蘸葱姜汤。左旋推（顺时针）属补，右旋推（逆时针）属泻，但补泻须分四六数用之，治风寒。"

【食疗方】

绿豆百合粥：绿豆100g，大米150g，百合50g，冰糖适量。将绿豆、大米、百合在水里浸泡5分钟，洗净后放入锅内，加入适量水，水开后放入适量冰糖，煮半小时后即可食用。

（七）防治上呼吸道感染"五洗疗法"

上呼吸道感染相当于中医的"感冒"，一年四季均可发生，以冬春二季多见。孩子鼻腔短小，婴幼儿后鼻道狭窄，缺少鼻毛，鼻黏膜柔嫩，血管组织丰富。感染后易发生充血肿胀，使鼻道更加狭窄而出现鼻塞。受到寒冷刺激后鼻咽部黏膜血管收缩，局部血液循环障碍而抵抗力降低，病毒和细菌得以大量繁殖，乘虚而入导致上呼吸道感染。该病主要通过空气或手接触经由鼻腔传染。主要表现为发热、恶寒、头痛、鼻塞、流涕、咳嗽、恶心、食欲不振，甚则腹痛腹泻等症状。

我通过多年临床经验总结，首创"五洗疗法"，通过日常防护，可有效防治上呼吸道感染。

本方法除了用于预防外，在孩子发生上呼吸道感染时采用本方法也可起到辅助治疗的作用，缓解孩子不适，促进孩子恢复健康。"五洗疗法"

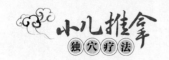

对家长同样适用，当家长出现上呼吸道感染症状时要及时采用本方法，以免传染给孩子。

在给孩子进行清洗工作时，家长须首先清洁双手。以预防为主时，主要用温水；以治疗为主时，可用生理盐水。另外，平时要保持室内空气新鲜、流通。上呼吸道感染流行期间，少带孩子去人流密集的公共场所，避免感染。

具体如下：

1. 洗鼻腔

（1）准备好医用棉签备用。

（2）取两支棉签蘸取温水或生理盐水，棉签浸湿后，将两支棉签相对挤压，去除多余水分，以免水分过多导致孩子呛咳或误吸。

（3）固定好孩子头部，防止孩子乱动发生危险。将已准备好的棉签慢慢伸入孩子一侧鼻腔，切勿过深，防止伤害到鼻黏膜而造成出血。然后轻轻转动棉签，将鼻腔分泌物清出。相同方法清洁另一侧鼻腔。此步骤可重复 2～3 次，以鼻腔无过多分泌物为度。

（4）较大患儿或成人清洁双手后，可直接在水管处，用手蘸取流动的清水低头清洗鼻腔。清洗时勿吸气，防止呛咳或误吸。

每日清洗 1～3 次，流感多发期以早、中、晚各 1 次为宜。

2. 漱口

用温水（感冒期间可用生理盐水）于饭后漱口。通过漱口将口腔内食物碎屑等漱出口外，防止细菌、病原体滋生。在感冒期间生理盐水漱口除了清洁作用外，还具备一定的杀菌、消炎等作用，可有效改善口腔卫生。

注：年龄尚小且不能完成漱口动作的婴幼儿，可于两次哺乳之间喂食少量温水。

每日漱口 3 次，饭后为宜。

3. 洗脸

（1）将温水盛入孩子专用脸盆，并放入专用毛巾或清洁纱布。

（2）用洗脸毛巾或清洁纱布蘸水轻轻擦洗孩子面部，由于孩子皮肤娇嫩，家长不宜用力过大。注意不要将水弄到孩子耳朵里，洗后擦干面部，涂抹护肤品。

每日洗脸 2 次，早、晚各 1 次为宜。

4. 泡手

（1）温水盛入孩子专用脸盆后，将孩子双手浸泡于温水中，浸泡范围应达腕上 10cm 处，浸泡时间约为 5 分钟。

（2）浸泡过程中可以轻柔地搓洗孩子手腕部一窝风穴位、手心、手背等处，泡洗后用孩子专用毛巾擦干。

每日泡手 2 次为宜。温水泡手具有温经散寒、祛风解表、通络止痛等作用，可有效防治感冒，缓解恶寒、头痛、鼻塞等症状。

5. 泡脚

（1）洗脚盆盛放好温水，水温不宜过高，水量约没过脚踝。

（2）将孩子双脚浸泡于温水 10 分钟后，按揉涌泉穴 3 分钟。期间水温渐凉时可添加热水。

每晚睡前泡脚 1 次，可有效加速血液循环，通气血，排毒，提高机体免疫力。

第六章 小儿推拿子午流注独穴疗法

前面的章节是我近三十年来翻阅大量中医古文献并结合临床经验总结出来的小儿推拿独穴疗法，这些应用的都是一些比较传统的治疗思路。多年来我一直在探索、运用新的思路来指导小儿推拿临床，以提高我们的临床疗效，更快、更好地帮助患儿减轻病痛。我将针灸中的子午流注及生物全息疗法相结合，应用到小儿推拿临床中，取得令人满意的效果。我将二者总结为"小儿推拿子午流注独穴疗法"和"小儿推拿生物全息独穴疗法"，在以下两章中分别介绍，希望对各位推拿同仁和宝宝家长有一定的启发和帮助。

一、独取"输穴"治疗时间性疾病

我们在临床上或生活中常常会听到有人得了"怪病"，平时好好的，一到某个时间点或时间段就会不舒服，有的会突然烦躁不安，哭闹不止；有的会突然角弓反张，甚至昏迷不醒；还有的如患腹泻或咳嗽的孩子，平时不发作，一到某个时候就会多次腹泻或咳嗽不停。其实这些就是我们要讨论的时间性疾病。那么遇到这样的孩子，我们应该怎么治疗呢？

《灵枢·顺气一日分为四时篇》有言："病时间时甚者，取之输……时间时甚者，火之动象，神之变也，故取之输。"提示我们遇到明显的时间规律性疾病，比如疾病在一日内固定一个时间段发作或加重，而过了此时间段症状减轻或消失的时间性疾病可以独取输穴治疗。

二、什么是子午流注

（一）天干地支

在了解子午流注之前，我们先来看看何为天干地支。

我们看古文献、黄历或古代电视剧都知道，天干地支是中国古代的历法纪年，并一直沿用到今天。在中国古代历法中，甲、乙、丙、丁、戊、己、庚、辛、壬、癸被称为"十天干"。子、丑、寅、卯、辰、巳、午、未、申、酉、戌、亥为"十二地支"。两者按固定顺序互相配合，组成了干支纪法。

（二）子午流注纳支法

十二地支中将一天划分为十二个时辰，分别是：子（23～1时）、丑（1～3时）、寅（3～5时）、卯（5～7时）、辰（7～9时）、巳（9～11时）、午（11～13时）、未（13～15时）、申（15～17时）、酉（17～19时）、戌（19～21时）、亥（21～23时）。"子"为夜半，"午"为正午。"子午"是中国古代计时中的两个时间单位。

流注指人体气血在十二经脉的运行像流水一样循环不息，按时灌注，循环无端，周而复始。

随着时间的变化，人体内气血的运行会出现周期性的盛衰开阖。子午流注时间针法，就是根据人的气血盛衰开阖时机而决定取穴的。把握其开阖时机而取相应的穴位，可以提高治疗效果。这也是"子午流注针法"因时施治的重要依据。通俗一点讲，就是我们首先要看疾病在哪一时间段发生，对应着每一经脉"值班"的时间，找出这一时间段是哪条经脉"值班"，然后选取该经脉的输穴主动出击，治疗疾病。

要想知道每条经脉的"当值"时间，我们就要了解营气的运行时间规律了。

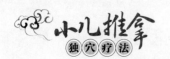

营气的运行时间规律在古书中早有记载，《灵枢·营气篇》中云："黄帝曰：营气之道，内谷为宝，谷入于胃，乃传之肺，流溢于中，布散于外，精专者行于经隧，常营无已，终而复始，是谓天地之纪。故气从太阴出，注手阳明，上行注足阳明，下行至跗上……与太阴合……从髀注心中，循手少阴……下臂注小指，合手太阳……上巅下项，合足太阳……注小趾之端，循足心，注足少阴……出中指之端，还注小指次指之端，合手少阳，上行至膻中……注足少阳……复从跗注大趾间，合足厥阴，上行至肝，从肝上注肺……此营气之所行也，逆顺之常也。"此篇论营血营气行于经隧之中，始于手太阴肺，终于足厥阴肝。常营无已，终而复始。

综合上述记载，在古代医家的不断发展中，形成了子午流注纳支法（子午针法流注分为纳干法和纳支法，我临床常用的是子午流注纳支法）：十二经脉的气血运行是循环贯注的，即从手太阴肺经（寅 3～5 时）开始，依次走手阳明大肠经（卯 5～7 时）→足阳明胃经（辰 7～9 时）→足太阴脾经（巳 9～11 时）→手少阴心经（午 11～13 时）→手太阳小肠经（未 13～15 时）→足太阳膀胱经（申 15～17 时）→足少阴肾经（酉 17～19 时）→手厥阴心包经（戌 19～21 时）→手少阳三焦经（亥 21～23 时）→足少

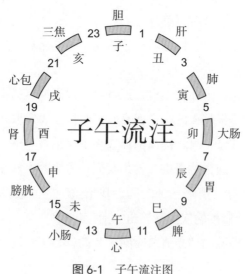

图 6-1　子午流注图

阳胆经（子23～1时）→足厥阴肝经（丑1～3时），再传至手太阴肺经（寅3～5时），见图6-1。首尾相贯，如环无端。如《素问·举痛论篇》中说："经脉流行不止，环周不休。"

三、小儿推拿子午流注独穴疗法临床应用

1. 子时（23～1时）夜啼按揉足临泣，丑时（1～3时）夜啼按揉太冲穴

我们在之前的章节中介绍了夜啼，家中要有个"夜哭郎"真是愁坏了爸爸妈妈。根据我多年的临床经验来看，因夜啼前来就诊的患儿大多是在半夜开始啼哭不止。若宝宝在晚上11点～1点哭闹，可以按揉足少阳胆经输穴足临泣来治疗；若宝宝在晚上1点～3点哭闹，就要选择足厥阴肝经输穴太冲来治疗。2016年我接诊一个患儿，半个月前无明显诱因出现夜眠不安，每晚2点左右易惊醒、哭闹不止。夜晚2点属丑时，此时正是足厥阴肝经"上班"的时间，于是独取足厥阴肝经的输穴太冲按揉15分钟，次日复诊，家长说推拿后当晚患儿睡眠明显改善，稍有翻身，并未惊醒、哭闹。后来为巩固效果又治疗了3次，后随访，宝宝夜眠安稳，未再复发。

2. 寅时（3～5时）咳嗽按揉太渊穴

咳嗽是一种常见的症状，虽"五脏六腑皆令人咳"，但小儿咳嗽与肺的关系最为密切。根据临床经验，许多咳嗽的宝宝在清晨3点～5点时会咳醒。因为此时正是手太阴肺经"值班"的时候，因此选取手太阴肺经的输穴太渊穴来治疗。太渊穴有益气通脉，止咳平喘的作用，而且是手太阴肺经的原穴，《灵枢·九针十二原》有言："十二原出于四关，四关主治五脏。五脏有疾，当取之十二原。"早年接诊过一个患儿，咳嗽半月余，清晨3点～5点咳甚，其余并无不适。第一次推拿时我按揉太渊穴15分钟左右，次日复诊，家长说咳嗽症状明显减轻。推拿3次后患儿痊愈。

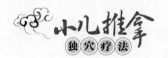

3. 巳时（9~11时）腹泻按揉太白穴

腹泻是儿科常见的消化系统疾病。若宝宝集中在9点~11点时腹泻，此时是足太阴脾经主时，可选取其输穴太白穴来治疗。之前研究生接诊过一个腹泻患儿，大便溏薄，夹有未消化的食物，色淡味不臭，面色萎黄，精神一般，是一个较典型的脾虚泻患儿。推拿一次后效果不甚明显，我感觉处方无错误，为何效果不明显也让我很疑惑。在治疗时我便详细问了家长孩子大便时间的问题，家长告诉我宝宝平均一日大便6次，几乎每天都集中在上午9点~11点，过了这个时间段以后几乎就不怎么大便了。于是我只选取太白穴按揉了十多分钟，隔日患儿复诊时家长说第二次推拿治疗以后宝宝只大便了2次，效果非常明显。

4. 午时（11~13时）哭闹按揉神门穴

有一天，一个朋友打电话问我，我家孩子平时很乖，最近这几天一到中午12点左右就烦躁、哭闹不停，去医院检查过，也没有其他不舒服的情况，这到底怎么办呢？我听后告诉了她神门穴的位置，因为宝宝都在12点左右哭闹，让她每天在12点前按揉神门穴15分钟。两天后朋友打电话来，说只按揉了两天，宝宝竟然不哭不闹、安安静静等着妈妈喂饭了，一直惊呼小儿推拿的神奇。

通过以上我遇到的几个典型病例，也更加认识到掌握子午流注纳支法对于提高临床疗效的重要作用，于是总结出小儿推拿子午流注独穴疗法，和大家一起学习与交流。

附：小儿推拿子午流注独穴疗法取穴表

时辰	子时 23~1	丑时 1~3	寅时 3~5	卯时 5~7	辰时 7~9	巳时 9~11	午时 11~13	未时 13~15	申时 15~17	酉时 17~19	戌时 19~21	亥时 21~23
经脉	胆经	肝经	肺经	大肠经	胃经	脾经	心经	小肠经	膀胱经	肾经	心包经	三焦经
输穴	足临泣	太冲	太渊	三间	陷谷	太白	神门	后溪	束骨	太溪	大陵	中渚

第七章　小儿推拿生物全息独穴疗法

来我门诊推拿的宝宝治疗结束后，我会告诉家长一些简便易操作的手法，这样他们就可以回家后给宝宝做一下简单的推拿。我在教授的过程中，很多家长会跟我说，于教授，我们怕穴位找不准，怕手法做不到位，这样再把宝贝"推坏了"怎么办？我从事临床这些年来，有这样顾虑的家长很多。

经过我的临床验证，将简便易行、效果明显的生物全息疗法和小儿推拿相结合，运用第二掌骨侧全息穴位群和小儿推拿按揉手法进行治疗，总结出"小儿推拿生物全息独穴疗法"，和大家一起学习与交流。

一、第二掌骨侧生物全息疗法

张颖清教授在 1973 年发现了生物全息疗法，他发现，整体中的看似相对独立的部分，其实都包含了整体的信息。比如第二掌骨侧，就是人体的一个缩影。第二掌骨节的近心端是足穴，远心端是头穴。第二掌骨侧新穴分布的结果，恰像是整个人体在这里的大致缩小。

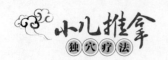

二、小儿推拿生物全息独穴疗法的临床应用

1. 第二掌骨桡侧的穴位分布

头穴——第二掌骨的远端（靠近食指部位）。

足穴——第二掌骨的近端（靠近腕关节部位）。

胃穴——头与足穴连线的中点。

肺心穴——头与胃穴连线的中点。

颈与上肢——头穴与肺心穴连线分为 3 等份，从头穴端起依次 2 个点分别是：颈穴和上肢穴。

肝穴——肺心穴与胃穴的中点。

十二指肠穴及肾、腰、下腹、腿穴——胃穴和足穴连线分为 6 等份，从胃穴端起，依次 5 个点分别是：十二指肠穴、肾穴、腰穴、下腹穴、腿穴。

注： 这些穴位所对应的不仅是穴名所指出的整体上的部位或器官，还包括整体上与穴名所指出的部位或器官同一横截面及邻近的其他部位或器官。

2. 第二掌骨桡侧的穴位所对应的整体上的部位或器官

头穴——头、眼、耳、鼻、口、牙。

颈穴——颈、甲状腺、咽、气管上段、食管上段。

上肢穴——肩、上肢、肘、手腕、气管中段、食管中段。

肺心穴——肺、心、胸、乳腺、气管下段、支气管、食管下段、背部。

肝穴——肝、胆。

胃穴——胃、脾、胰。

十二指肠穴——十二指肠、结肠右曲。

肾穴——肾、大肠、小肠。

腰穴——腰、脐周、大肠、小肠。

下腹穴——下腹、子宫、膀胱、直肠、阑尾、卵巢、睾丸、阴道、尿道、肛门、腰骶。

腿穴——腿、膝。

足穴——足、踝。

3. 第二掌骨桡侧全息穴位群诊治疾病的方法

（1）手指如握鸡蛋状，肌肉自然放松，虎口朝上，食指拇指相距3cm。

（2）用另一只手拇指指尖，依次按压第二掌骨桡侧（大拇指一侧），可感到此处有一浅的凹槽。

（3）用同等力量均匀地依次按压各穴位，当某一穴位具有明显的疼痛、麻、胀、酸的感觉（称为压痛点），则表明该部位代表的器官有病理改变。

（4）左右两手都要检查，相同的穴位压痛反应，哪一侧强，则表明哪一侧的器官病重。

（5）如果宝宝不舒服时，可以根据宝宝的症状，判断一下是哪里有问题，根据全息疗法原理，揉按第二掌骨桡侧的相应穴位，具有一定的治疗效果，如果效果不明显或症状有所加重，要及时去医院诊治。揉按的方法是以穴位为圆心揉按，要按压到骨膜上，有较强的麻、胀、痛感，按揉300～500次。较小的孩子不会说话，要注意观察孩子的反应，比如按到反应点时，小手有躲避的现象，或轻微的哭闹，你就知道这个地方的反应比其他地方强烈，多数这就是疾病的反应点，在此处进行按揉，如感冒头痛时可以按揉头穴，咳嗽可按揉肺心穴，消化不良可按揉胃穴，腹泻可按揉肾穴等。

4. 临床应用举例

在临床上，我经常会应用第二掌骨桡侧全息穴疗法进行治疗，效果还是比较好的。我之前接诊过一个小患儿，10岁，因咽喉肿痛、发热前来就诊。当时小患儿扁桃体二度肿大，发热39℃。我用温水推脊15分钟给患儿降温；然后在他第二掌骨侧头穴、颈穴中间按压，边按压边询问患儿的感觉，找到压痛点后，重点按揉该处10分钟。推拿完成后咽喉部疼痛明显减轻，体温降到37.9℃。而且第二掌骨桡侧全息穴治疗疾病很方便，自己找到压痛点后，自己或家人帮助按压即可。

附录

一、穴位索引

二、歌赋选

（一）推拿代药赋（《幼科铁镜》）

前人忽略推拿，卓溪今来一赋。

寒热温平、药之四性，推拿揉掐、性与药同。

用推即是用药，不明何可乱推。

推上三关，代却麻黄肉桂。退下六腑，替来滑石羚羊。

水底捞月，便是黄连犀角。天河引水，还同苓柏连翘。

大指脾面旋推，味似人参白术，泻之则为灶土石膏。

大肠侧推虎口，何殊诃子炮姜，反之则为大黄枳实。

涌泉右转不揉，朴硝何异，一推一揉右转，参术无差。

无名指泻肺，功并桑皮、桔梗，旋推止嗽，效争五味、冬花。

精威拿紧，岂美牛黄贝母。肺俞重揉，漫夸半夏南星。

黄蜂入洞，超出防风羌活。捧耳摇头，远过生地木香。

五指节上轮揉，乃祛风之苍术。拿足大敦鞋带，实定掣之钩藤。

后溪推上，不减猪苓泽泻。小指补肾，焉差杜仲地黄。

涌泉左转，类夫砂仁藿叶。重揉手背，同乎白芍川芎。

脐风灯火十三，恩符再造。定惊元宵十五，不啻仙丹。

病知表里虚实，推合重症能生；不谙推拿揉掐，乱用便添一死。

代药五十八言，自古无人道及，虽无格致之功，却亦透宗之赋。

（二）卓溪家传秘诀（《幼科铁镜》）

婴儿十指冷如冰，便是惊风体不安。

十指梢头热似火，定是夹食又伤寒。

以吾三指按儿额，感受风邪三指热。

三指按兮三指冷，内伤饮食风邪入。

一年之气二十四，开额天门亦此义。

自古阴阳数有九，额上分推义无异。

天庭逐掐至承浆，以掐代针行血气。

伤寒推法上三关，脏热专推六腑间。

六腑推三关应一，三关推十腑应三。

推多应少为调燮，血气之中始不偏。

啼哭声从肺里来，无声肺绝实衰哉。

若因痰蔽声难出，此在医家用妙裁。

病在膏肓不可攻，我知肺俞穴能通。

不愁痰浊无声息，艾灸也能胜上工。

百会由来在顶心，此中一穴管通身。

扑前仰后歪斜痫，艾灸三丸抵万金。

腹痛难禁还泻血，亦将灸法此中寻。

张口摇头并反折，速将艾灸鬼眼穴。

更把脐中壮一艾，却是治疗最妙诀。

肩井穴是大关津，掐此开通血气行。

各处推完将此掐，不愁气血不周身。

病在脾家食不进，重揉艮宫妙似圣。

再加大指面旋推，脾若初伤推即应。

头疼肚痛外劳宫，揉外劳宫即见功。

疼痛医家何处识，眉头蹙蹙哭声雄。

心经热盛作痫迷，天河引水上洪池。

掌中水底捞明月，六腑生凉那怕痫。

婴儿脏腑有寒风，试问医人何处攻。

揉动外劳将指屈，此曰黄蜂入洞中。

揉掐五指爪节时，有风惊吓必须知。

若还人事难苏醒，精威二穴对拿之。

胆经有病口作苦，只将妙法推脾土。

口苦医人何处知，合口频频左右扭。

大肠侧推到虎口，止泻止痢断根源。

不从指面斜推入，任教骨碎与皮穿。

揉脐兼要揉龟尾，更用推揉到涌泉。

肾水小指与后溪，推上为清下补之。

小便闭赤清之妙，肾虚便少补为宜。

小儿初诞月中啼，气滞盘肠不用疑。

脐轮胸口宜灯火，木香用下勿迟疑。

白睛青色有肝风，鼻破生疮肺热攻。

祛风却用祛风散，指头泻肺效与同。

鼻准微黄紫庶几，奇红带燥热居脾。

大指面将脾土泻，灶土煎汤却亦宜。

太阳发汗来如雨，身弱兼揉太阴止。

太阴发汗女儿家，太阳止汗单属女。

眼翻即掐小天心，望上须将下掐平。

若是双眸低看地，天心上掐即回睛。

口眼相邀扯右边，肝风动极趁风牵。

若还口眼频牵左，定是脾家动却痰。

肾水居唇之上下，风来焉不作波澜。

双眸原属肝家木，枝动因风理必然。

右扯将儿左耳坠，左去扯回右耳边。

三朝七日眼边黄，便是脐风肝受伤。

急将灯火十三点，此是医仙第一方。

效见推拿是病轻，重时莫道药无灵。

疗惊定要元宵火，非火何能定得惊。

若用推拿须下午，推拿切莫在清晨。

任君能火还能药，烧热常多退五更。

叮咛寄语无他意，恐笑先生诀不真。

（三）各穴用法总歌（《幼科推拿秘书》）

心经一掐外劳宫，三关之上慢从容，
汗若不来揉二扇，黄蜂入洞有奇功。
肝经有病人多痹，推补脾土病即除，
八卦大肠应有用，飞金走气亦相随。
咳嗽痰涎呕吐时，一掐清肺次掐离，
离宫推至乾宫止，两头重实中轻虚。
饮食不进推脾土，人事瘦弱可为之，
屈为补兮直为泄，妙中之妙有玄机。
小水赤黄亦可清，但推肾水掐横纹，
短少之时宜用补，赤热清之得安宁。
大肠有病泄泻多，侧推大肠久按摩，
分理阴阳皆顺息，补脾方得远沉疴。
小肠有病气来攻，横纹板门推可通，
用心记取精灵穴，管叫却病快如风。
命门有病元气亏，脾土大肠八卦为，
侧推三关真火足，天门肐肘免灾危。
三焦有病生寒热，天河六腑神仙诀，
能知取水解炎蒸，分别阴阳掐指节。
膀胱有病作淋疴，补水八卦运天河，
胆经有病口作苦，重推脾土莫蹉跎。
肾经有病小便涩，推动肾水即清澈，
肾脉经传小指尖，依方推掐无差忒。
胃经有病食不消，脾土大肠八卦调，
胃口凉时心作哕，板门温热始为高。
心经有热发迷痴，天河水过作洪池，
心若有病补上膈，三关离火莫推迟。

肝经有病人闭目，推动脾土效最速，
脾若热时食不进，再加六腑病除速。

（四）手法治病歌（《幼科推拿秘书》）

水底明月最为凉，清心止热此为强，
飞金走气能行气，赤凤摇头助气良。
黄蜂入洞最为热，阴症白痢并水泻，
发汗不出后用之，顿教孔窍皆通泄。
大肠侧推到虎口，止吐止泻断根源，
疟痢羸瘦并水泻，心胸痞满也能痊。
掐肺经络节与离，推离往乾中要轻，
冒风咳嗽并吐逆，此筋推掐抵千金。
肾水一纹是后溪，推下为补上为清，
小便闭塞清之妙，肾经虚损补为能。
六腑专治脏腑热，遍身潮热大便结，
人事昏沉总可推，去火浑如汤泼雪。
总筋天水皆除热，口中热气并刮舌，
心惊积热火眼攻，推之即好真妙诀。
五经运通脏腑塞，八卦开通化痰逆，
胸膈痞满最为先，不是知音莫与泄。
四横纹和上下气，吼气肚痛掐可止，
二人上马清补肾，小肠诸病俱能理。
阴阳能除寒与热，二便不通并水泻，
诸病医家先下手，带绕天心坎水诀。
人事昏迷痫疾攻，疾忙急救要口诀，
天门双捏到虎口，胕肘重揉又生血。
一掐五指节与离，有风被喝要须知，
小天心能生肾水，肾水虚少推莫迟。

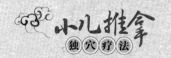

板门专治气促攻，扇门发汗热宜通，
一窝风能治肚痛，阳池穴上治头疼。
外牢治泻亦可用，拿此又可止头疼，
精灵穴能医吼气，威灵卒死可回生。

（五）五视法（《幼科推拿秘书》）

一视两目。目乃五脏精华所聚，遍身神气所种。最宜睛珠黑光满轮，精神明爽，长寿之相也。虽有疾病，亦易痊愈。若白珠多，黑珠昏，或黄或小。此父母先天之气薄弱，禀受既亏，自多灾患。

二视囟门。此禀父精母血而成，充实逼仄，其儿必寿。若虚软不坚，多生疾病。至囟门不合，名曰解颅。黑陷者必死，不必治。

三视形貌。凡口小鼻㖞，眉心促皱，皮肤涩滞，虽不夭而多病。若口大鼻端，眉清目秀，部位相等，福寿之基也。

四视毛发。毛发受母血而实，故名血余。母血充实，儿发明色黑光润；母血虚弱，儿发黄枯，定生疳瘰之患。

五视耳门。小丁方块双尖者主寿，单尖者必夭。若初生时，外视单尖，内按有双骨，随后长起，亦自不妨。总之双尖方块者，容或不寿，至单尖必不能长大。医家视此，决定存亡。

（六）面部察色秘旨（《幼科推拿秘书》）

青主肝，红主心，白主肺，黑主肾，黄主脾。青兼红，是肝与心之疾。面色青者痰也，红者热也，白者寒也，黑者肾败，黄者脾气伤也。

热主心有火，哭主肝有风，笑主脾有痰，嚏主肺有伤，冷主胃有湿，睡主肾有亏。歌曰：面色黄疳疾，青黑是惊风，吐泻面黄白，伤寒定紫红，痢疾眉头皱，惊风两颊红，渴来唇带赤，热甚眼朦胧。

（七）小儿推拿总诀歌（《幼科推拿秘书》）

推拿小儿如何说，只在三关用手诀。

掐在心经与劳宫，热汗立至何愁雪。

不然重掐二扇门，大汗如雨便休歇。

若治痢疾并水泻，重推大肠经一节。

侧推虎口见工夫，再推阴阳分寒热。

若问男女咳嗽诀，多推肺经是法则。

八卦离起到乾宫，中间宜手轻些些。

凡运八卦开胸膈，四横纹掐和气血。

五脏六腑气候闭，运动五经开其塞。

饮食不进儿着吓，推动脾土就吃得。

饮食若进人事瘦，曲指补脾何须歇。

直指推之便为清，曲指推之为补诀。

小儿若作风火吓，多推五指指之节。

大便闭塞久不通，盖因六腑有积热。

小横肚角要施工，更掐肾水下一节。

口出臭气心经热，只要天河水清澈。

上入洪池下入掌，万病之中都去得。

若是遍身不退热，外劳宫上多揉些。

不问大热与小炎，更有水底捞明月。

天门虎口肸肘诀，重揉顺气又生血。

黄蜂入洞医阴病，冷气冷痰俱治得。

阳池穴掐心头痛，一窝风掐肚痛绝。

威灵总心救暴亡，精宁穴治打逆噎。

男女眼若往上翻，重掐小天心一穴。

二人上马补肾经，治得下来就醒些。

男左女右三关推，上热退下冷如铁。

寒者温之热者清，虚者补之实者泄。

仙人留下救儿诀，后学殷勤谨慎些。

（八）手法同异多寡宜忌辨明秘旨歌（《幼科推拿秘书》）

小儿周身穴道，推拿左右相同。

三关六腑要通融，上下男女变通。

脾土男左为补，女补右转为功。

阴阳各别见天工，除此俱该同用。

急惊推拿宜泄，痰火一时相攻。

自内而外莫从容，攻去痰火有用。

慢惊推拿须补，自外而内相从。

一切补泄法皆同，男女关腑异弄。

法虽一定不易，变通总在人心。

本缓标急重与轻，虚实参乎病症。

初生轻指点穴，二三用力方凭。

五七十岁推渐深，医家次第神明。

一岁定须三百，二周六百何疑。

月家赤子轻为之，寒火多寡再议。

年逾二八长大，推拿费力支持。

七日十日病方离，虚诳医家谁治。

禁用三关手法，足热二便难通。

渴甚腮赤眼珠红，脉数气喘舌弄。

忌用六腑手法，泄青面㿠白容。

脉微吐呕腹膨空，足冷眼青休用。

小儿可下病症，实热面赤眼红。

腹膨胁满积难通，浮肿疟腮疼痛。

小便赤黄壮热，气喘食积宜攻。

遍身疮疥血淋漓，腹硬肚痛合用。

不可下有数症，囟陷肢冷无神。

不时自汗泄频频，气虚干呕难忍。

面白食不消化，虚疾潮热肠鸣。

毛焦神困脉微沉，烦躁鼻塞咳甚。

（九）推五脏虚实病源治法歌（《幼科推拿秘书》）

心实叫哭兼发热，饮水惊擂唇破裂。

天河六腑并阴阳，飞金水底捞明月。

虚则困卧睡不安，补脾便是神仙诀。

左转心经与劳宫，再分阴阳三五百。

肝实顿闷并呵欠，目直项急叫多惊。

右转心经推六腑，天河明月两相亲。

虚则咬牙迷多欠，补肾三关掐大陵。

揉按中指单展翅，再把阴阳着力分。

脾实困睡频频饮，身中有热觉沉疴。

推脾推肺推六腑，运水入土并天河。

虚则有伤多吐泻，左转心经热气疴。

赤凤摇头并运卦，阴阳外间便宜多。

肺实闷乱兼喘促，或饮不饮或啼哭。

泄肺阴阳六腑河，八卦飞金与合骨。

虚则气短喘必多，哽气长出气来速。

补脾运卦分阴阳，离轻乾重三百足。

肾主瞳仁目畏明，又无光彩少精神。

解颅死症头下窜，白精多过黑瞳睛。

面皮㿠白宜推肺，肾脾兼补要均停。

重耳中渚揉百次，尿黄清肾却通淋。

（十）用汤时宜秘旨歌（《幼科推拿秘书》）

春夏汤宜薄荷，秋冬又用木香。

咳嗽痰吼加葱姜，麝尤通窍为良。

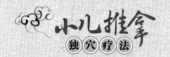

加油少许皮润，四六分做留余。

试病加减不难知，如此见功尤易。

四季俱用葱姜煎汤，加以油麝少许推之。

（十一）手法三阴三阳秘旨兼刺法（《幼科推拿秘书》）

早晨发热曰潮热，寅卯辰时为壮热，手足动摇目上视，头闷项急口内热，此是肝家起病由。推拿同前用手诀，刺手大端处，韭叶边许，刺出血，泄心肝愈。

日午发搐为潮热，巳午未时不堪掣，心惊神悸目上视，白睛赤色心家热，牙关紧闭口内痰，少冲刺血儿救得。刺小儿手内端少冲穴，血出即愈。

日晚发搐潮热足，申酉戌时不堪搐，目斜微喘身稍热，清肾泄肺刺指侧，睡露睛时手足冷，推法同前不可缺。刺手少商穴，血出即愈。

夜间发搐因潮热，亥子丑时不堪搐，身体温和卧不稳，眼睛紧而斜视侧，喉中痰涌银褐色。泄肺涌泉二三百，须灸足中指节下三壮，刺正冲穴螺纹，出血即愈。

（十二）急慢惊风歌（《幼科推拿秘书》）

急惊推拿宜泄，痰火一时相攻。

自上而下莫从容，攻去痰火有用。

推拿慢惊须补，自下而上相从。

一切补泄法皆同，男女关腑异弄。

急惊父母惶恐，慢惊医者担心。

不语口闭眼翻睛，下手便搯威灵。

大指两手齐搯，儿嫩隔绢为轻。

一声叫醒得慬忻，不醒还须法应。

口鼻业已无气，心窝尚觉微温。

人中一烛四肢心，后烛承山有准。

囟陷不跳必死，开而跳者还生。

再掐中冲要知音，知痛声音动听。

大赘眼可掐动，肾头掐亦苏醒。

两乳穴下探生死，舍此何须又论。

慢因吐泻已久，食积脾伤而成。

先止吐泄补脾经，莫使慢惊成症。

脾虚饮食不消，胃冷饮食难进。

眼转气虚吐弱甚，慢脾惊候一定。

面上已无气色，痰又满在咽喉。

慢惊风症使人愁，补脾清痰速救。

慢惊诸法无救，用艾米粒为形。

百会三壮烛醒醒，久咳又烛乳根。

（十三）观形察色审病歌（《幼科推拿秘书》）

观形察色辨因由，阴弱阳强发碍柔。

若是伤寒双足冷，要知有热肚皮求。

鼻冷便知是疹痘，耳凉知是风热投。

浑身皆热伤风症，下冷上热食伤仇。

（十四）分补泄左右细详秘旨歌（《幼科推拿秘书》）

补泄分明寒与热，左转补兮右转泄。

男女不同上下推，子前午后要分别。

寒者温之热者凉，虚者补之实者泄。

手足温和顺可言，冷厥四肢凶莫测。

十二经中看病源，穴真去病汤浇雪。

（十五）三关六腑秘旨歌（《幼科推拿秘书》）

小儿元气胜三关，推动三关真火然。

真火熏蒸来五脏，小儿百脉皆和畅。

元气既足邪气退，热极不退六腑推。

若非极热退愈寒，不如不退较为安。

六腑愈寒疾愈盛，水火相交方吉庆。

解曰：推三关取热，退六腑取凉，犹医家大寒大热之剂。若非大寒大热，必二法交用，取水火相济之义也。

（十六）保婴赋（《幼科推拿秘书》）

人禀天地，全而最灵。

原无夭札，善养则存。

始生为幼，三四为小。

七龆八龀，九童十稚。

惊痫痞癖，伤食中寒。

汤剂为难，推拿较易。

以其手足，联络脏腑。

内应外通，察识详备。

男左女右，为主看之。

先辨形色，次观虚实。

认定标本，手法祛之。

寒热温凉，取效指掌。

四十余穴，有阴有阳。

十三手法，至微至妙。

审症欲明，认穴欲确。

百治百灵，万不失一。

（十七）保生歌（《幼科推拿秘书》）

要得小儿安，常带饥与寒。

肉多必滞气，生冷定成痞。

胎前防辛热，乳后忌风参。

保养常如法，灾病自无干。

（十八）小儿无患歌（《小儿推拿方脉活婴秘旨全书》）

孩童常体貌，情态自殊然。

鼻内干无涕，喉中绝无涎。

头如青黛染，唇似点朱鲜，

脸方花映竹，颊绽水浮莲。

喜引方才笑，非时手不掀，

纵哭无多哭，虽眠未久眠。

意同波浪静，性若镜中天，

此候俱安吉，何愁疾病缠。

（十九）掌面推法歌（《小儿推拿方脉活婴秘旨全书》）

一掐心经二劳宫，推上三关汗即通，

如若不来加二扇，黄蜂入洞助其功。

侧掐大肠推虎口，螺蛳穴用助生功，

内伤泄痢兼寒疟，肚胀痰吼气可攻。

一掐脾经屈指补，艮震重揉肚胀宜，

肌瘦面若带黄色，饮食随时而进之。

肾经一掐二横纹，推上为清下补盈，

上马穴清同此看，双龙摆尾助其功。

肺经一掐二为离，离乾二穴重按之，

中风咳嗽兼痰积，起死回生便晌时。

一掐肾水下一节，便须二掐小横纹，

退之六腑凉将至，肚膨闭塞一时宁。

总筋一掐天河水，潮热周身退似水，

再加水底捞明月，终夜孩啼即住声。

运行八卦开胸膈，气喘痰多即使轻，

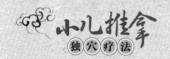

板门重揉君记取，即时饮食进安宁。

眼翻即掐小天心，望上须当掐下平，

望下即宜将上掐，左边掐右右当明。

运土入水身羸瘦，土衰水盛肚青筋，

运水入土膨胀止，水衰土盛眼将睁。

阴阳二穴分轻重，寒热相攻疟痢生，

痰热气喘阴重解，无吼无热用阳轻。

运动五经驱脏腑，随时急用四横纹。

（二十）掌背穴治病歌（《小儿推拿方脉活婴秘旨全书》）

掌背三节驱风水，靠山剿疟少商同，

内外间使兼三穴，一窝风止头疼功，

头疼肚痛外劳宫，潮热孩啼不出声，

单掐阳池头痛止，威灵穴掐死还生。

一掐精灵穴便苏，口歪气喘疾皆除，

内间外使平吐泻，外揉八卦遍身疏。

（二十一）十二手法诀（《小儿推拿方脉活婴秘旨全书》）

黄蜂入洞法：大热。一掐心经，二掐劳宫。先开三关；后做此法。将左、右二大指先分阴阳；二大指并向前，众小指随后，一撮、一上，发汗可用。

水底捞明月法：大凉。做此法，先掐总筋，清天河水，后以五指皆跪，中指向前，众指随后，如捞物之状，以口吹之。

飞经走气法：化痰，动气。先运五经文；后做此法。用五指开张，一滚，一笃，做至关中，用手打拍乃行也。

按弦走搓摩法：先运八卦；后用二大指搓病人掌、三关各一搓；二指拿病人掌，轻轻慢慢如摇，化痰甚效。

二龙戏珠法：用二大指、二盐指并向前，小指在两旁，徐徐向前，一进、一退，小指两旁掐穴，半表里也。

赤凤摇头：此法，将一手拿小儿中指；一手五指，攒住小儿肘肘，将中指摆摇，补脾、和血也。中指属心、色赤，故也。

乌龙摆尾法：用手拿小儿小指，五指攒住肘肘，将小指摇动，如摆尾之状，能开闭结也。小指属肾水、色黑，故也。

猿猴摘果法：左手大指、食指交动，慢动；右手大指、食指，快，上至关中，转至总筋左边，右上至关上。

凤凰单展翅法：热。用大指掐总筋；四指皆伸在下，大指又起，又翻四指，如一翅之状。

打马过天河：温凉。以三指在上马穴边，从手背推到天河头上。与捞明月相似。俗以指甲弹响过天河者，非也。

天门入虎口法：右手大指掐小儿虎口；中指掐住天门；食指掐住总筋，以五指攒住肘肘，轻轻摇动，效。

（二十二）脏腑歌（《小儿推拿广意》）

心经有热作痴迷，天河水过作洪池。心若有病补上膈，三关离火莫延迟。

退心经热病，掐总筋，以天河水为主，推肾经，退六腑，推脾土，推肺经，运八卦，分阴阳，揉小天心，二人上马，掐五指节。

肝经有病患闭目，推展脾土效最速。脾若热时食不进，再加六腑病除速。

退肝之病，以脾土为主。运八卦坎重，推大肠，运五经，清天河水，飞经走气，凤凰单展翅，按弦走搓摩。

脾经有病食不进，推展脾土效必应。心哕还应胃口凉，略推温热即相称。

退脾土之病，以脾土为主，推三关，运八卦艮宫宜重，推肺经。分阴阳，推四横纹，天门入虎口，揉肘。

肾经有病小便涩，推展肾水即清澈。肾脉经传小指尖，依方推掐无差忒。

退肾经之病，以肾经为主，推三关，退六腑，二人上马，运八卦兑重，分阴阳，运水入土，打马过天河，猿猴摘果，赤凤摇头，天门入虎口，揉肘。

胃经有病食不消，脾土大肠八卦调。妙诀神仙传世上，千金手段不须饶。

退胃经之病，以脾土肺经为主，其法与脾经法同，加运八卦艮巽重。

大肠有病泄泻多，可把大肠久按摩。调理阴阳皆顺息，此身何处着沉疴。

退大肠之病，以大肠为主，运土入水，推脾土，运八卦艮乾重离轻，揉龟尾，脐，推肺经，推外间使，分阴阳，按弦搓摩。

小肠有病气来攻，横纹板门推可通。用心记取精灵穴，管教却病快如风。

退小肠之病，以横纹板门为主，揉精灵穴，推肺经，推脾土。

命门有病元气亏，脾土大肠八卦推。再推命门何所止，推临乾位免灾危。

退命门之病，以脾土大肠八卦为主，推三关，分阴阳，推肺经，运土入水，天门入虎口，揉肘，飞经走气。

三焦有病生寒热，天河六腑神仙说。能知气水解炎蒸，分别阴阳真妙诀。

退三焦之病，以天河六腑为主，揉小天心，推脾土，运八卦，运五经，掐五指节，按弦搓摩，天门入虎口，揉肘。

（二十三）面上诸穴歌（《小儿推拿广意》）

心属火兮居额上，肝主左颊肺右向，

肾水在下颏所司，脾唇上下准头相。

肝青心赤肺病白，肾黑脾黄不须惑。

参之元气实与虚，补泻分明称神术。

额上青纹因受惊，忽然灰白命逡巡。

何如早早求灵药，莫使根源渐渐深。

印堂青色受人惊，红白皆缘水火侵。

若要安然无疾病，镇惊清热即安宁。

年寿微黄为正色，若平更陷天难禁。

忽然痫疾黑危候，霍乱吐泻黄色深。

（二十四）保婴神术（《按摩经》）

夫小儿之疾，并无七情所干，不在肝经，则在脾经；不在脾经，则在肝经，其疾多在肝、脾两脏，此要诀也。急惊风属肝木，风邪有余之症，治宜清凉苦寒、泻气化痰。其候或闻木声而惊；或遇禽兽驴马之吼，以致面青口噤；或声嘶啼哭而厥。发过则容色如常，良久复作，其身热面赤，因引口鼻中气热，大便赤黄色，惺惺不睡。盖热甚则生痰，痰盛则生风，偶因惊而发耳。内服镇惊清痰之剂，外用掐揉按穴之法，无有不愈之理。至于慢惊，属脾土中气不足之症，治宜中和，用甘温补中之剂。其候多因饮食不节，损伤脾胃，以泄泻日久，中气太虚，而致发搐，发则无休止，其身冷面黄，不渴，口鼻中气寒，大小便青白，昏睡露睛，目上视，手足瘈疭，筋脉拘挛。盖脾虚则生风，风盛则筋急，俗名天吊风者，即此候也。宜补中为主，仍以掐揉按穴之法，细心运用，可保十全矣。又有吐泻未成慢惊者，急用健脾养胃之剂，外以手法按掐对症经穴，脉络调和，庶不致变慢惊风也。如有他症，穴法详开于后，临期选择焉。

（二十五）观形察色法（《按摩经》）

凡看小儿病，先观形色，切脉次之。盖面部气色，总见五位色青者，惊积不散，欲发风候；五位色红者，痰积壅盛，惊悸不宁；五位色黄者，食积症伤，疳候痞癖；五位色白者，肺气不实，滑泄吐利；五位色黑者，脏腑欲绝，为疾危。面青眼青肝之病，面赤心之病，面黄脾之病，面白肺之病，面黑肾之病。先别五脏，各有所主，次探表里虚实病之由。肝病主风，实则目直大叫，项急烦闷；虚则咬牙呵欠，气热则外生，气温则内生。心病主惊，实则叫哭，发热饮水而搐，手足动摇；虚则困卧，惊悸不安。脾病主困，实则困睡，身热不思乳食；虚则吐泻生风。肺病主喘，实则喘乱喘促，有饮水者，不饮水者；虚则哽气长，出气短，喘息。肾病主虚无实，目无精光，畏明，体骨重，疮疹黑陷。以上之症，更当别其虚实症候，假如肺病，又见肝症，咬牙多呵欠者易治，肝虚不能胜肺故也。若目直大叫哭，项急烦闷难治。盖肺久病则虚冷，肝强实而胜肺也。视病之虚实，虚则补其母，实则泻其子也。

（二十六）面色图歌（《按摩经》）

额印堂、山根

额红大热燥，青色有肝风，印堂青色见，人惊火则红，山根青隐隐，惊遭是两重，若还斯处赤，泻燥定相攻。

年寿

年上微黄为正色，若平更陷夭难禁，急因痫疾黑危候，霍乱吐泻黄色深。

鼻准、人中

鼻准微黄赤白平，深黄燥黑死难生，人中短缩吐因痫，唇反黑候蛔必倾。

正口

正口常红号白平，燥干脾热积黄生，白主失血黑绕口，青黄惊风尽死形。

承浆、两眉

承浆青色食时惊，黄多吐逆痫红形，烦躁夜啼青色吉，久病眉红死症真。

两眼

白睛赤色有肝风，若是黄时有积攻，或见黑睛黄色现，伤寒病症此其踪。

风池、气池、两颐

风气二池黄吐逆，躁烦啼叫色鲜红，更有两颐胚样赤，肺家客热此非空。

两太阳

太阳青色惊方始，红色赤淋萌孽起，要知死症死何如，青色从兹生入耳。

两脸

两脸黄为痰色咽，青色客忤红风热，伤寒赤色红主淋，二色请详分两颊。

两颐金匮、风门

吐虫青色滞颐黄，一色颐间两自详，风门黑疝青惊水，纹青金匮主惊狂。

辨小儿五色受病症

面黄青者，痛也。色红者，热也。色黄者，脾气弱也。色白者，寒也。色黑者，肾气败也。

哭者，病在肝也。汗者主心，笑者主脾而多痰；嚏者主肺有风，睡者主肾有亏。

（二十七）六筋（《按摩经》）

手六筋，从大指边，向里数也。

第一，赤筋：乃浮阳属火，以应心与小肠。主霍乱，外通舌；反则燥热，却向乾位掐之，则阳自然即散也。又于横门下本筋掐之，下五筋仿此。

第二，青筋：乃纯阳属木，以应肝与胆。主温和，外通两目；反则赤涩多泪，却向坎位掐之，则两目自然明矣。

第三，总筋：位居中属土，总五行，以应脾与胃。主温暖，外通四大板门；反则主肠鸣霍乱，吐泻痢症，却在中界掐之，四肢舒畅矣。

第四，赤淡黄筋：居中分界，火土兼备，以应三焦。主半寒半热，外通四大板门，周流一身；反则主壅塞之症，却向中宫掐之，则元气流通，除其壅塞之患矣。

第五，白筋：乃浊阴属金，以应肺与大肠。主微凉，外通两鼻孔；反则胸膈胀满，脑昏生痰，却在界后掐之。

第六，黑筋：乃重浊纯阴，以应肾与膀胱。主冷气，外通两耳；反则主尪羸昏沉，却在坎位掐之。

内热外寒，掐浮筋即止。作冷，掐阳筋即出汗。

诸惊风，掐总筋可治。作寒，掐心筋即转热。

作热，掐阴筋即转凉。内热外热，掐肾筋止。

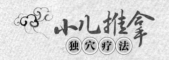

三、小儿年龄分期及生长发育

小儿的生长发育不同于成人。一般"生长"是指小儿身体各器官、各系统的长大和形态变化，可以用相应测量值表示，是量的变化。"发育"是指细胞、组织和器官的分化完善与功能上的成熟，是质的改变。两者紧密相关，不能截然分开。因此，掌握有关生长发育的基本规律，熟记健康小儿的正常标准，对小儿预防保健具有重要意义。

（一）年龄分期

在整个生长发育过程中，形体和生理功能上表现几次从量变到质变的飞跃，分期根据体格、牙齿的发育及精神和智慧的发展，对其做出阶段的划分，便于更好地指导教育和预防疾病。现代儿科学一般将其分为七个阶段，分别是胎儿期、新生儿期、婴儿期、幼儿期、学龄前期、学龄期和青春期。

1. **胎儿期** 从受精卵形成，直到小儿出生统称为胎儿期，从孕妇末次月经的第一天算起为 40 周。此时如受到各种不利因素的影响，便可影响胎儿各器官的正常分化，从而造成流产或各种畸形。因此孕期保健必须从妊娠早期开始。

2. **新生儿期** 自出生后脐带结扎时起至生后 28 天之内称为新生儿期。此期小儿的发病率高，常有产伤、感染、窒息、出血、溶血及先天畸形等疾病发生。新生儿期保健重点强调合理喂养、保暖及预防感染等。

围生期又称围产期，是指胎龄满 28 周至生后 7 足天。这一时期包括了胎儿晚期、分娩过程和新生儿早期，是小儿经历巨大变化、生命遭受最大危险的时期。此期的死亡率是衡量一个国家或地区的产科和新生儿科质量的一项重要指标，重视优生优育必须抓好围生期保健。

3. **婴儿期** 从出生到满 1 周岁为婴儿期。此期发育快，营养需求高，而消化和吸收功能不完善，自身免疫功能尚未成熟，易患感染性疾病，故应提倡母乳喂养，科学育儿，同时应做好计划免疫。

4. **幼儿期** 1周岁到满3周岁称为幼儿期。此期应注意防止意外创伤和中毒以及注意保证营养，防止营养不良和消化功能紊乱。

5. **学龄前期** 3周岁以后（第4年）到6~7岁入小学前为学龄前期。此期智能发育更趋完善，求知欲旺，模仿性强，具有较大的可塑性，因此要注意培养其良好的道德品质和生活习惯，为入学做好准备。学龄前期儿童易患肾炎、风湿热等疾病，应注意防治。

6. **学龄期** 从6~7岁入学起到12~14岁进入青春期之前称为学龄期。此期体、脑的形态发育基本完成，智能发育进一步成熟。发病率较前有所降低，但要注意预防近视和龋齿，端正坐、立、行的姿势，安排有规律的生活和学习，保证充足的营养和睡眠。

7. **青春期** 从第二性征出现到生殖功能基本发育成熟、身高基本停止增长的时期称为青春期。女孩从11~12岁开始到17~18岁，男孩从13~14岁开始到18~20岁。此期主要特点为生殖系统发育渐趋成熟，女孩出现月经，男孩发生遗精，第二性征逐渐明显。此期疾病多与内分泌及自主神经系统的功能紊乱有关，如甲状腺肿、贫血，女孩出现月经不规则、痛经等。

（二）体格生长

关于小儿体格生长，现代通过大规模实际测量和统计，得出了各项生理常数，可用来衡量儿童生长发育水平，并为某些疾病诊断和临床治疗用药提供依据。

1. **体重** 体重为各器官、各系统和体液的总重量。也是计算热量、用药剂量及输液量的依据。正常同年龄、同性别儿童的体重存在个体差异，一般在10%左右，发现体重增长过多或不足，均应查找原因。体重测量最佳时间：在清晨空腹排尿后。

正常新生儿出生时的体重平均为3kg。为便于临床应用，可按公式粗略估计体重：

≤ 6 月龄婴儿体重（kg）= 出生时体重 + 0.7 × 月龄

7 ~ 12 月龄婴儿体重（kg）= 6 + 0.25 × 月龄

2 岁至青春前期体重（kg）= 2 × 年龄 + 8

2. 身高　身高是指头顶到足底的全身长度；正常新生儿出生时的身长平均约 50cm；第 1 年内增长最快，约 25cm；第 2 年增长稍慢，约 10cm，2 岁时身长约 85cm。2 岁以后到青春期身高可按下列公式计算：

身高（cm）= 7 × 年龄 + 70

3. 头围　新生儿头围平均 34cm，1 岁时头围为 46cm；2 岁时头围 48cm，5 岁时为 50cm，15 岁时接近成人约为 54 ~ 58cm。头围测量在 2 岁前最有价值，头围过大常见于脑积水和佝偻病后遗症，头围过小提示脑发育不良。

4. 囟门　前囟约在出生 12 ~ 18 个月时闭合；后囟在出生时即已很小或已闭合，最迟约于生后 6 ~ 8 周闭合。囟门早闭或头围明显小于正常者，见于小脑畸形；囟门迟闭及头围大于正常者可见于佝偻病、先天性甲状腺功能低下症等；囟门饱满常提示颅内压增高，见于脑积水、脑炎、脑膜炎和脑肿瘤等疾病；囟门下陷则见于脱水或极度消瘦者。

5. 胸围　出生时胸围平均为 32cm，比头围小 1 ~ 2cm，1 周岁左右头、胸围相等，以后胸围逐渐大于头围。佝偻病和营养不良则胸围较小。

6. 牙齿　牙齿可分为乳牙和恒牙两种，乳牙 20 个，恒牙 32 个。约自 6 个月起（4 ~ 10 个月）乳牙开始萌出，12 个月尚未出牙者可视为异常，乳牙最晚 2 岁半出齐。2 岁以内乳牙的数目约为月龄减 4（或 6）。6 ~ 7 岁乳牙开始脱落换恒牙。出牙为生理现象，但个别小儿可有低热，流涎及睡眠不安、烦躁等症状。较严重的营养不良、佝偻病、甲状腺功能减低症和先天愚型等患儿可有出牙迟缓、牙质差等表现。

（三）呼吸、脉搏、血压

1. 呼吸　年龄越小，呼吸越快。1 ~ 3 个月为 60 ~ 45 次 / 分钟；4 ~ 6 个月为 40 ~ 35 次 / 分钟；6 ~ 12 个月为 35 ~ 30 次 / 分钟；1 ~ 3 岁为

30~25次/分钟。

2. 脉搏 年龄越小，脉搏越快。1岁以内为160~120次/分钟；1~3岁为120~100次/分钟；3~5岁为110~90次/分钟；5~7岁为100~80次/分钟；7~12岁为90~70次/分钟。

3. 血压 年龄越小，血压越低。儿童时期正常血压可用公式推算：

收缩压（mmHg）= 2×年龄（岁）+ 80；

舒张压（mmHg）= 收缩压 ×2/3

（四）神经心理发育

神经心理发育在婴幼儿时期大量地反映于日常的行为之中，故有时也称为行为发育。了解小儿智能发育规律，可以适时开发智力、及早发现异常，有利于做好儿童保健和治疗。

1. 感觉发育

（1）视觉：新生儿已有视觉感应功能，但视觉不敏锐，1个月可凝视光源，开始有头眼协调；3~4个月看自己的手，头眼协调较好；4~5个月认识母亲面容，初步分辨颜色，喜欢红色；1~2岁喜看图画，能区别形状；6岁视深度已充分发育。

（2）听觉：出生时中耳鼓膜有羊水潴留，听力较差；3~7日后羊水逐渐吸收，听觉已相当好；3~4个月时头可转向声源，听到悦耳声时会微笑；7~9个月时能确定声源，开始区别语言的意义；1岁时听懂自己的名字；2岁后能区别不同声音；4岁听觉发育完善。

2. 运动发育 运动发育或称神经运动发育。发育规律是自上而下、由近到远、由不协调到协调、先正向动作后反向动作。可分为大运动（包括平衡）和细运动两大类。

（1）平衡与大运动

1）抬头：新生儿俯卧时能抬头1~2秒；3个月时抬头较稳；4个月时抬头很稳。

2）坐：6个月时能双手向前撑住独坐；8个月时能坐稳。

3）翻身：7个月时能有意识地从仰卧位翻身至俯卧位，然后从俯卧位翻至仰卧位。

4）爬：应从3～4个月时开始训练，8～9个月可用双上肢向前爬。

5）站、走、跳：11个月时可独自站立片刻；15个月可独自走稳；24个月时可双足并跳；30个月时会独足跳。

（2）细动作：是指手指的精细动作。新生儿两手紧握拳，生后3个月时能有意识地握物，3～4个月时能玩弄手中物体，6～7个月时出现换手、捏与敲等探索性动作，9～10个月能用拇指取细小物品，12～15个月时能用匙取食、乱涂画，2～3岁会用筷子，4岁能自己穿衣、绘画及书写。

3. **语言发育** 6个月时能发出个别音节；1岁时能连说两个重音的字，会叫"妈妈"，先单音节、双音节，后组成句子；4岁时能清楚表达自己的意思，能叙述简单事情；6岁时说话完全流利，句法基本正确。

四、乳婴儿喂养

（一）喂养方式

婴儿的喂养可分为母乳喂养、人工喂养、部分母乳喂养和婴儿食物转换四种方式。

1. **母乳喂养** 出生后5～6个月的乳婴儿，以母乳为主要食物的喂养，叫做母乳喂养。母乳是婴儿最理想的天然食品，其营养丰富，比例适宜，易被婴儿吸收和利用。而且含有多种免疫因子，可增强小儿的免疫力，故母乳喂养的小儿较少发生营养不良和低钙血症。

2. **人工喂养** 因无母乳或其他原因不能喂乳，完全用动物乳（如牛、羊乳），或配方乳代替母乳的喂养，叫做人工喂养。

（1）**鲜牛乳**：在母乳缺少的状况下，是最好的代乳品，可首先选用。其蛋白质含量较人乳高，含钙丰富，但以酪蛋白为主，在胃中形成的凝块较大；牛乳的脂肪滴大，以饱和脂肪酸为多，缺乏脂肪酶，难于消化。因此，在使用前应通过稀释、煮沸，矫正其缺点。

（2）配方乳：配方乳是以牛乳为基础的改造奶制品，使宏量营养素成分尽量"接近"于人乳，又称为母乳化奶粉。如降低牛乳酪蛋白、无机盐的含量；添加一些重要的营养素，如乳白蛋白、不饱和脂肪酸、乳糖；强化婴儿生长所需的微量营养素，如核苷酸、维生素A、维生素D、β-胡萝卜素和微量元素铁、锌等。

（3）治疗性配方奶：婴儿由于缺乏乳糖酶、对乳糖不耐受，或因对牛乳蛋白过敏，不能摄入母乳或配方奶，而需要特殊治疗性奶粉：

1）无乳糖配方：对有乳糖不耐受的婴儿应使用无乳糖配方奶（以蔗糖、葡萄糖聚合体、麦芽糖糊精、玉米糖浆为碳水化合物来源的配方奶）。

2）水解蛋白配方：对确诊为牛乳蛋白过敏的婴儿，应坚持母乳喂养，可继续母乳喂养至2岁，但母亲要限制奶制品的摄入。如不能进行母乳喂养而牛乳蛋白过敏的婴儿应首选氨基酸配方或深度水解蛋白配方奶，不建议选择部分水解蛋白配方奶、大豆配方奶。

3）低苯丙氨酸配方：确诊苯丙酮尿症的婴儿应使用低苯丙氨酸配方奶。

3. 部分母乳喂养　因母乳不足或母亲工作及其他原因不能按时给婴儿哺乳时，加喂乳制品、代乳品等其他食物作为母乳补充物或每日代替1～2次母乳喂养，称为部分母乳喂养。方法包括：

（1）补授法：6月龄内婴儿母乳不足时，仍应维持必要的吮吸次数，以刺激母乳分泌。每次哺喂时，先喂母乳，后用配方奶补充母乳不足。补授的乳量根据婴儿食欲及母乳分泌量而定，即"缺多少补多少"。

（2）断奶代授法：即一日内有1～2次（或数次）完全以配方乳粉喂哺，此法可使母乳分泌量很快减少，甚至完全无乳。

4. 婴儿食物转换　婴儿期随着生长发育的逐渐成熟，需要进入到由出生时的纯乳类向固体食物转换的转乳期。转乳期的泥状食物是人类生态学发展中不可逾越的食物形态，它不仅提供营养素，对儿童功能发育和能力获得还有重要的促进作用，应引起重视。

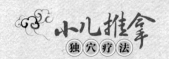

注意事项：可在进食辅食后再饮奶，逐渐形成一餐辅食代替一顿奶；食物清淡，无盐或低盐，少糖和油，不食用蜂蜜水或糖水。添加辅食的时间应根据婴儿体格生长、神经发育以及摄食技能、社交技能几个方面发育状况决定，一般应在婴儿体重达 6.5～7kg，能保持姿势稳定、控制躯干运动、扶坐、用勺进食等，此时多为 4～6 月龄（见下表）。

婴儿食物转换方法表

	6 月龄	7～9 月龄	10～12 月龄
食物性状	泥状食物	末状食物	碎状、丁块状、指状食物
餐次	尝试，逐渐增加至 1 餐	4～5 次奶，1～2 餐其他食物	2～3 次奶，2～3 餐其他食物
乳类	①纯母乳、部分母乳或配方奶；②定时（3～4 小时）哺乳，5～6 次/日，奶量 800～1000 毫升/日；③逐渐减少夜间哺乳	①母乳、部分母乳或配方奶；②4～5 次/日，奶量 800 毫升/日左右	①部分母乳或配方奶；②2～3 次/日，奶量 600～800 毫升/日
谷类	①选择强化铁的米粉，用水或奶调配；②开始少量（1 勺）尝试，逐渐增加到每天 1 餐	强化铁的米粉、稠粥或面条，每日约 30～50 克	软饭或面食，每日约 50～75 克
蔬菜水果类	开始尝试蔬菜泥（瓜类、根茎类、豆荚类）1～2 勺，然后尝试水果泥 1～2 勺，每日 2 次	每日碎菜 25～50 克，水果 20～30 克	每日碎菜 50～100 克，水果 50 克
肉类	尝试添加	开始添加肉泥、肝泥、动物血等动物性食品	添加动物肝脏、动物血、鱼虾、鸡鸭肉、红肉（猪肉、牛肉、羊肉等），每日 25～50 克
蛋类	暂不添加	开始添加蛋黄，每日自 1/4 个逐渐增加至 1 个	1 个鸡蛋

	6 月龄	7～9 月龄	10～12 月龄
喂养技术	用勺喂食	可坐在一高椅子上与成人共进餐，开始学习用手自我喂食。可让婴儿手拿"条状"或"指状"食物，学习咀嚼	学习自己用勺进食；用杯子喝奶；每日和成人同桌进餐 1～2 次

（二）添加辅食

乳婴儿的发育迅速，有必要及时添加一些辅助食品。添加辅食时不要盲目，要从少到多，从一种到多种，逐步添加，为断乳做好准备。

1. **从少到多**　即在哺乳前给予婴儿少量含强化铁的米粉，逐渐增加，用勺进食，6～7 个月龄后可代替一次乳量。

2. **从一种到多种**　如蔬菜的引入，应每种菜泥（茸）每日尝 1～2 次，直至 3～4 日婴儿习惯后再换另一种，以刺激味觉的发育。单一食物引入的方法可帮助了解婴儿是否出现食物过敏。

3. **从细到粗**　从泥（茸）状过渡到碎末状可帮助学习咀嚼，增加食物的能量密度。

4. **从软到硬**　随着婴儿年龄的增长，其食物有一定的硬度可促进孩子牙齿萌出和咀嚼功能形成。

5. **注意进食技能培养**　尽量让孩子主动参与进食，如 7～9 月龄孩子可抓食，1 岁后可自己用勺进食，既可增加婴儿进食的兴趣，又有利于眼手动作协调和培养独立能力。

（三）断乳时间

断乳一般以 8～12 个月为宜。断乳应避开盛夏、寒冬和患病时。断乳前，应逐渐增加辅食，减少喂乳次数。断乳后，以粥和软饭为主食，并逐渐过渡到成人饮食。进食要定时、定量、富于营养，容易消化。

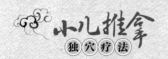

五、小儿保健

1. **居住** 室内要空气流通，阳光充足，冷暖湿燥适宜，避免外邪入侵，减少疾病发生。同时要注意安全，防止触电、跌伤、烫伤等意外发生。

2. **衣着** 小儿衣着以质地轻软、尺寸宽松、四肢活动自如为原则。衣裤鞋帽不宜太小或太紧，穿着应随气候的变化随时增减。

3. **睡眠** 乳婴儿要有充足的睡眠，每日达15~20小时，白天安排2~3次睡眠。小儿年龄越小，所需睡眠时间越长。

4. **清洁卫生** 培养小儿爱清洁、讲卫生的良好习惯，定期沐浴，勤换衣裤，勤修指甲，饭前便后要洗手等。同时还要注意室内、户外的清洁卫生。

5. **饮食习惯** 从小培养自觉进食，定时进食，合理膳食，不偏食、不挑食、不吃零食的饮食习惯。

6. **预防接种** 预防接种可提高小儿机体发热特异性免疫力，是预防某些传染病，保障小儿健康的必要措施。应注意按期完成各项预防接种，建立预防接种档案。

六、小儿接种时间表

计划内疫苗（一类疫苗）

计划内疫苗是国家规定纳入计划免疫，是从宝宝出生后必须进行接种的疫苗，属于免费疫苗。

接种时间	接种疫苗	次数	可预防的传染病
出生时	乙肝疫苗	第一次	乙型病毒性肝炎
	卡介苗	第一次	结核病
1月龄	乙肝疫苗	第二次	乙型病毒性肝炎

接种时间	接种疫苗	次数	可预防的传染病
2 月龄	脊灰疫苗	第一次	脊髓灰质炎（小儿麻痹）
3 月龄	脊灰疫苗	第二次	脊髓灰质炎（小儿麻痹）
	无细胞百白破疫苗	第一次	百日咳、白喉、破伤风
4 月龄	脊灰疫苗	第三次	脊髓灰质炎（小儿麻痹）
	无细胞百白破疫苗	第二次	百日咳、白喉、破伤风
5 月龄	无细胞百白破疫苗	第三次	百日咳、白喉、破伤风
6 月龄	乙肝疫苗	第三次	乙型病毒性肝炎
	流脑疫苗	第一次	流行性脑脊髓膜炎
8 月龄	麻疹疫苗	第一次	麻疹
9 月龄	流脑疫苗	第二次	流行性脑脊髓膜炎
1 岁	乙脑减毒疫苗	第一次	流行性乙型脑炎
1.5 岁	甲肝疫苗	第一次	甲型病毒性肝炎
	无细胞百白破疫苗	第四次	百日咳、白喉、破伤风
	麻风腮疫苗	第一次	麻疹、风疹、腮腺炎
2 岁	乙脑减毒疫苗	第二次	流行性乙型脑炎
3 岁	甲肝疫苗（与前剂间隔 6～12 个月）	第二次	甲型病毒性肝炎
	A+C 流脑疫苗	加强	流行性脑脊髓膜炎
4 岁	脊灰疫苗	第四次	脊髓灰质炎（小儿麻痹）
6 岁	无细胞百白破疫苗（白破）	加强	百日咳、白喉、破伤风
	麻风腮疫苗	第二次	麻疹、风疹、腮腺炎
	乙脑减毒疫苗	第三次	流行性乙型脑炎
小学四年级	A+C 流脑疫苗	加强	流行性脑脊髓膜炎
初中一年级	乙肝疫苗	第四次	乙型病毒性肝炎
初中三年级	无细胞百白破疫苗（白破）	加强	百日咳、白喉、破伤风
大一新生	无细胞百白破疫苗（白破）	加强	百日咳、白喉、破伤风
	麻疹疫苗	第二次	麻疹

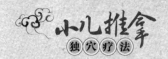

主要参考书目

1. 汪受传.中医儿科学.第2版.北京：人民卫生出版社，2011.
2. 邓铁涛.中医诊断学.上海：科学技术出版社，1985.
3. 华良才.中医常见病自疗指南.兰州：甘肃科学技术出版社，1990.
4. 葛书翰.实用小儿推拿.北京：人民军医出版社，2013.
5. 张汉臣.小儿推拿学概要.北京：人民卫生出版社，2012.
6. 张颖清.生物全息诊疗法.济南：山东大学出版社，1987.

52检